I0068567

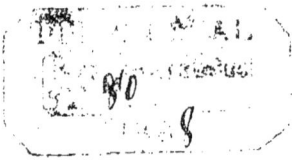

[cachet de bibliothèque]

LES
MORTS VIOLENTES
A MARSEILLE

SUICIDES, ACCIDENTS ET MEURTRES

Par le Docteur H. MIREUR

Adjoint au Maire, Délégué à l'État-Civil et à l'Hygiène Publique,
Président de la Société Nationale de Médecine, Membre du Conseil supérieur
de l'Assistance publique de France, etc.

PARIS

G. MASSON, ÉDITEUR

LIBRAIRE DE L'ACADÉMIE DE MÉDECINE

120, Boulevard Saint-Germain, 120

1888

T 33
85 d

LES

MORTS VIOLENTES

A MARSEILLE

T_{ol} 33

83

LES

MORTS VIOLENTES

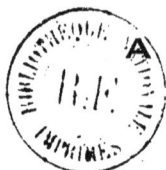

A MARSEILLE

SUICIDES, ACCIDENTS ET MEURTRES

Par le Docteur H. MIREUR

Adjoint au Maire, Délégué à l'État-Civil et à l'Hygiène Publique,
Président de la Société Nationale de Médecine, Membre du Conseil supérieur
de l'Assistance publique de France. etc.

PARIS

G. MASSON, ÉDITEUR

LIBRAIRIE DE L'ACADÉMIE DE MÉDECINE

120, Boulevard Saint-Germain, 120

—

1888

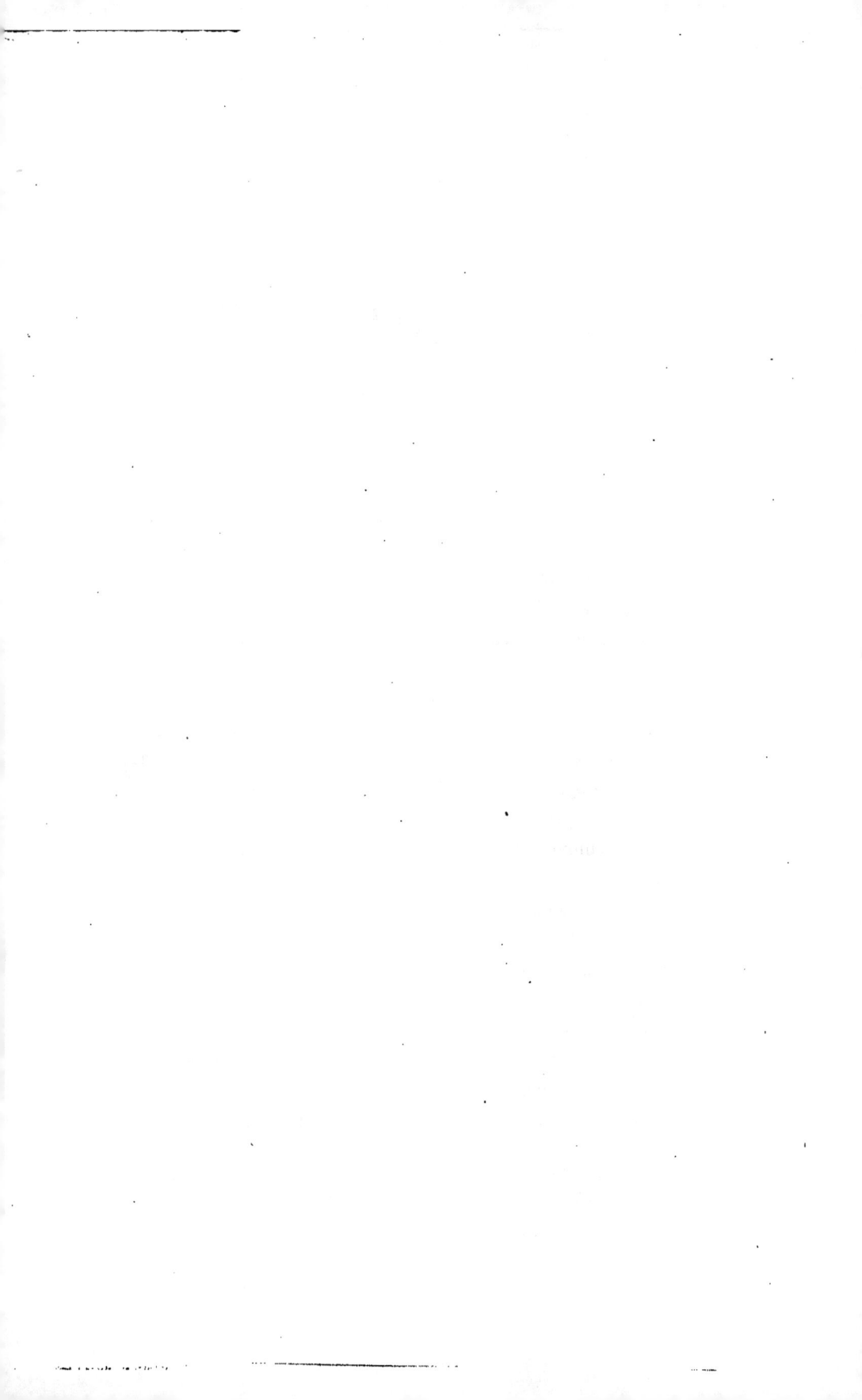

MORTS VIOLENTES

A MARSEILLE

Au temps où nous vivons, l'observation pratique se substitue de plus en plus aux idées spéculatives, et la statistique sert de base à un grand nombre de sciences.

L'hygiène, publique ou privée, individuelle ou sociale, est une de celles dont les enseignements ne sont véritablement profitables qu'autant qu'ils reposent sur des données numériques recueillies avec sincérité et sans parti pris.

On a dit bien souvent que le meilleur moyen de guérir un mal était de le bien connaître. De même, croyons-nous, le meilleur moyen de prévenir le retour de ce mal, consiste surtout à en préciser les causes et les effets A cette seule condition, les moyens préventifs peuvent être sérieusement déterminés.

Dans ce travail, nous étudierons les morts violentes à Marseille, c'est-à-dire les suicides, les accidents et les meurtres. Comme *la mortalité de l'enfance* (1), que nous avons eu récemment à examiner, *les morts violentes* ne doivent former qu'un chapitre d'un ouvrage plus détaillé que nous publierons bientôt et qui aura pour objet la statistique raisonnée des principales causes de décès dans notre ville. Les suicides, les accidents et les meurtres occupent toutefois une

(1) *La mortalité de l'enfance à Marseille*, brochure in-8°. — Paris, G. Masson, 1887.

place assez indépendante, parmi ces diverses causes, pour constituer une étude distincte.

En vue de faire mieux apprécier la part contributive qui revient aux morts violentes dans l'ensemble de la mortalité à Marseille, nous devons tout d'abord indiquer ici et le total de cette mortalité et les principales causes pathologiques qui la provoquent.

Or, de 1882 à 1887, qui est l'époque dont nous nous proposons l'examen, le relevé des différentes causes de décès à Marseille, d'après les chiffres fournis par l'état civil, est le suivant :

1° Maladies générales : *zymotiques, épidémiques, infectieuses*	20.375	décès
2° Maladies du système nerveux	9.886	»
3° Maladies de l'appareil circulatoire	2.634	»
4° Maladies de l'appareil respiratoire	10.788	»
5° Maladies de l'appareil digestif	7.147	»
6° Maladies de l'appareil génito-urinaire	1.207	»
7° Maladies puerpérales.	468	»
8° Maladies de la peau et du tissu cellulaire...	513	»
9° Maladies des organes de la locomotion et chirurgicales.	380	»
10° Nouveau-nés	2 689	»
11° Vieillesse	1.603	»
12° Suicides	566	»
13° Accidents	693	»
14° Meurtres	107	»
15° Causes de mort indéterminées	1.059	»
Total	60.145	décès

Quant à la population moyenne de Marseille pendant ces cinq années, elle a été :

1882	361.099	habitants
1883	364.668	»
1884	368.237	»
1885	371.806	»
1886	375.378	»

Avec ces éléments, unis aux commentaires qui vont suivre, il sera facile de se rendre compte de l'importance soit relative, soit absolue que présentent les morts violentes dans l'étiologie mortuaire de notre ville.

Et comme, en matière de statistique, la méthode comparative est celle qui conduit aux déductions les plus concluantes, nous n'avons cru pouvoir mieux faire, en toute occasion, que de rapprocher des chiffres afférents à Marseille ceux qui concernent la France et les principaux pays d'Europe.

Par suite, ces divers relevés mis en parallèle, tout en fixant la question pour notre ville, ne laisseront pas que de fournir quelques indications précieuses au point de vue général.

§ I

SUICIDES

Depuis une trentaine d'années, les divers États d'Europe s'appliquent à établir avec un soin minutieux les statistiques relatives au suicide. Ces statistiques ne se bornent pas au fait brutal en lui-même, mais elles embrassent les diverses circonstances dans lesquelles le suicide s'accomplit, les conditions particulières qui l'accompagnent et les influences qui le déterminent. L'Allemagne, l'Angleterre, l'Autriche-Hongrie, la Belgique, le Danemark, l'Espagne, l'Italie, la Russie, la Suède et Norvége sont entrées dans cette voie et ordonnent des recherches à peu près identiques. De son côté, la France n'est point restée en retard, et personne n'ignore la sollicitude qu'apporte notre Gouvernement à l'établissement des tables mortuaires relatives à ce genre de décès.

En dehors de ces statistiques officielles, de nombreuses études émanant de l'initiative privée ont été publiées, dans ces derniers temps, sur le suicide.

Son histoire et sa législation aux diverses époques, sa fré-

quence suivant les climats, les races, les religions, les crises
économiques et politiques, sa pathologie, ses principales
causes, sa prophylaxie même, ont été longuement traitées ;
nous n'avons donc pas à envisager le suicide à ces divers
points de vue. Nous ne dirons rien non plus ni de la conta-
gion, ni de l'hérédité du suicide, pas plus que nous ne
rechercherons si l'homicide de soi-même constitue un acte
de courage ou de lâcheté, s'il est le plus souvent volontaire
ou s'il dépend forcément d'un état pathologique. Ce sont là
autant de manières d'apprécier la question qui nécessite-
raient des volumes et pour lesquelles, du reste, se sont déjà
produites d'innombrables controverses. Parmi les auteurs, en
effet, ceux-ci ont soutenu telle théorie, et ceux-là telle autre;
les uns, avec Voltaire, ont pensé qu'il fallait une véritable
force d'âme pour avoir raison de l'instinct si puissant de la
conservation, les autres n'ont voulu voir dans la destruction de soi-même qu'un lâche moyen de se soustraire à
la douleur ou à l'adversité ; pour les premiers, le suicide est la suprême expression de la liberté, pour les autres
il n'est que le résultat du plus vil asservissement. *Tot capita,
tot sensus*, pourrions-nous dire, car cette question est une
de celles dont la solution a peu de chance de s'imposer jamais
et pour laquelle chacun tient à garder sa liberté d'appréciation.

Mais, si l'appréciation du suicide est destinée à rester ainsi
controversée, il est un point sur lequel tous les auteurs sont
unanimes, c'est son accroissement régulier dans nos sociétés
modernes. Il n'est pas un Etat, en effet, où les statistiques
officielles ne fassent ressortir une progression vraiment alarmante dans le nombre des suicides. Cela tiendrait-il à ce que
les constatations faites pour ce genre de décès, sont aujour-
d'hui plus minutieuses et plus régulières qu'autrefois?..
Sans vouloir en rien contester l'influence que peut avoir cette
raison, raison dont il serait irrationnel de ne pas tenir

compte, nous n'hésitons pas à affirmer qu'elle n'est que secondaire. Les véritables causes de l'accroissement manifeste des suicides, sont d'un autre genre : elles sont, d'après nous, d'ordre moral, d'ordre économique, d'ordre social. C'est d'ailleurs ce que nous aurons à démontrer prochainement dans un volume d'un autre genre, qui sera consacré à divers principes de physiologie sociale.

La population de Marseille ne s'est pas soustraite, dans ces dernières années, à la marche ascendante du suicide. Pour s'en convaincre, il suffit de parcourir nos feuilles locales ; les jours sont rares où la chronique du suicide n'a pas quelque décès à enregistrer.

Mais, établissons les faits sur des bases précises; notre conviction sera bientôt faite et nos déductions auront un caractère plus logique.

Il importe toutefois de dire sans plus tarder que les statistiques qui vont suivre ne s'appliquent qu'aux suicides perpétrés, c'est-à-dire, suivis de mort. Les tentatives de suicide, en effet, ne pourraient donner lieu qu'à des appréciations approximatives, souvent erronées, et, par conséquent, sans signification bien juste. Néanmoins, il est permis de supposer que leur nombre est régulièrement proportionnel à celui des suicides accomplis.

En remontant à l'époque où les causes de décès ont été régulièrement classées à l'état-civil de notre ville, c'est-à-dire à 1882, nous trouvons que les suicides se sont produits chaque année à Marseille dans les proportions suivantes :

1882	....	110 suicides
1883	....	94 »
1884	....	104 »
1885	....	121 »
1886	....	137 »
	Total.......	566 »

Ces chiffres rapportés au chiffre de notre population, en tenant compte, bien entendu, de son augmentation annuelle, donnent comme rapport au nombre d'habitants :

1882 ...... 1 suicide sur 3 282 habitants.
1883 ...... 1 »   » 3.911   »
1884 ...... 1 »   » 3.540   »
1885 ...... 1 »   » 3.072   »
1886 ...... 1 »   » 2.737   »

Ce premier relevé, malgré son laconisme, suffirait à lui seul pour témoigner déjà que notre ville est loin de faire exception au mouvement général et ascensionnel du suicide. Mais poursuivons notre analyse.

Ramenées à un rapport moyen, les proportions précédentes démontrent que de 1882 à 1887, on a constaté à Marseille 1 suicide par an et par 3.308 habitants.

Pour l'ensemble de la France, et pendant la même période, ce même rapport a été de 1 suicide par 5.000 habitants environ.

A ce point de vue, donc, comme pour la plupart des autres causes de décès, la mortalité à Marseille est sensiblement supérieure à celle de la France.

La différence est bien plus accentuée encore à notre détriment, si nous examinons les rapports établis dans les autres Etats d'Europe. Pour ceux-ci, en effet, la même proportion approximative a été :

Autriche-Hongrie. 1 suicide sur 98.000 habitants.
Espagne........... 1 »   » 65.000   »
Russie............ 1 »   » 40.000   »
Suède .... 1 »   » 30.000   »
Hollande.......... 1 »   » 25.000   »
Italie............ 1 »   » 22.000   »
Norvége .... 1 »   » 13.000   »
Angleterre........ 1 »   » 12.000   »
Belgique.......... 1 »   » 9.000   »
Allemagne......... 1 »   » 5.000   »
Suisse............ 1 »   » 4.000   »
Danemark .... 1 »   » 4.000   »

Quelque profonde que soit notre tristesse au moment de faire de semblables aveux, nous ne croyons pas cependant devoir hésiter. La vérité, affirme-t-on, est toujours bonne à dire; nous sommes pleinement de cet avis, estimant, nous l'avons indiqué, que la condition essentielle pour trouver le remède d'un mal, est de le bien connaître.

Notre première conclusion est donc que le suicide est plus fréquent en France que dans la plupart des autres pays d'Europe, et plus fréquent à Marseille que dans l'ensemble de la France.

Examinons maintenant dans quelles limites précises se font sentir diverses influences sur le suicide, telles que : le sexe, l'âge, l'état-civil, les saisons, les professions et les moyens de destruction.

1° *Suicides selon les sexes.* — L'influence du sexe sur le nombre des suicides est considérable. On en peut juger immédiatement par le relevé suivant :

Années	Sexe masculin	Sexe féminin	Total
1882	83	27	110
1883	75	19	94
1884	85	19	104
1885	98	23	121
1886	109	28	137
	450	116	566

Soit, comme part à chaque sexe sur 100 suicides, 79,5 pour les hommes et 20,5 pour les femmes.

En France et aux dates les plus récentes, la part des suicides appartenant au sexe féminin est un peu plus élevée; la proportion pour les deux sexes est, en effet, 78 pour les hommes et 22 pour les femmes.

Ce même rapport présente, il est vrai, des variations assez marquées dans les diverses nations de l'Europe.

Le relevé suivant en donne une idée exacte :

	Hommes	Femmes
Allemagne.	81,5	18,5
Angleterre...... .	74,4	25,7
Autriche-Hongrie	77,7	22,3
Belgique..........	83,9	16,1
Danemark	79,0	21,0
Hollande..	80,7	19,3
Italie	80,3	19,7
Russie......... ...	80,1	19,9
Suède et Norvége	76,6	23,4
Suisse..........	86,1	13,9

Ce qui représente une moyenne pour ces divers Etats, y
compris la France, et sans tenir compte de leur population
respective, de 79,8 hommes et 20,2 femmes sur 100 suicides,
moyenne dont se rapproche très sensiblement celle que nous
avons constatée pour notre ville.

A Marseille, donc, les femmes se suicident en proportion
moindre que dans le reste de la France, mais un peu plus
élevée que dans l'ensemble des autres nations de l'Europe.

Par rapport à la France, cette constatation est tout à fait
conforme aux enseignements de la plupart des statistiques,
qui attribuent aux grandes villes un nombre de suicides de
femmes moins grand que celui des campagnes. On pourrait
même encore expliquer cette anomalie par ce fait, que les causes les plus fréquentes du suicide dans notre ville sont les
revers subits de fortune ; or, leur conséquence directe est le
plus souvent la perte de la considération, si ce n'est de l'honneur, qui entache surtout la dignité de l'homme en laissant
intacte celle de la femme. Dans ces cas, si l'homme ne se sent
pas la force de survivre à son déshonneur, les mêmes raisons
n'existent pas pour la femme.

2° *Suicides selon les âges.* — L'influence des âges sur les
suicides, un peu moins accentuée que celle du sexe, n'en
est pas moins digne d'intérêt. Le relevé suivant basé sur

les 566 suicides constatés à Marseille de 1882 à 1887 en donne
la preuve :

De	10 à	15	ans.............	5	suicides.
De	15 à	20	ans............	31	»
De	20 à	25	ans...........	40	»
De	25 à	30	ans...........	69	»
De	30 à	35	ans........,.	44	»
De	35 à	40	ans...........	52	»
De	40 à	45	ans...........	48	»
De	45 à	50	ans....	55	»
De	50 à	55	ans.....	56	»
De	55 à	60	ans..........	48	»
De	60 à	65	ans.	52	»
De	65 à	70	ans...........	27	»
De	70 à	75	ans...........	23	»
De	75 à	80	ans.......	10	»
De	80 à	85	ans...........	5	»
De	85 à	90	ans	0	»
De	90 à	95	ans....	1	»
De	95 à	100	ans....	0	»
				566	

C'est donc de 25 à 30 ans que les suicides se produisent en
plus grand nombre ; vient ensuite l'âge compris entre 45 et
55 ans. De 20 à 65 ans, d'ailleurs, leur fréquence sans être abso-
lument la même, se maintient dans une moyenne à peine variable d'une période à l'autre. Que dire de ces cinq suicides
d'enfants au dessous de 15 ans ?.. Si ce n'est qu'il y a là un
fait des plus douloureux à constater et qu'il faudrait n'avoir
aucun sentiment de commisération pour ne pas en être triste-
ment impressionné ! Cette tendance à l'accroissement du
nombre des suicides d'enfants n'est, du reste, point particulière à notre ville ; elle s'est à ce point généralisée que depuis
quarante ans les suicides d'enfants ont presque quadruplé
en France.

La proportion des suicides au dessus de 65 ans est aussi
bien élevée, car on doit tenir compte que la population de cet
âge se trouve singulièrement réduite. Néanmoins il importe de
faire remarquer ici que la décroissance des suicides à Mar-

seille dès 65 ans, s'y produit bien plus tôt que dans l'ensemble de la France où elle n'a lieu, comme en Allemagne, en Autriche, en Suède et en Italie qu'au dessus de 70 ans, tandis qu'elle est en parfaite conformité avec ce qui se constate en Angleterre, en Danemark, en Belgique et en Suisse. Seule, l'Espagne voit cette diminution s'opérer pour les deux sexes à dater de 55 ans.

Mais, ainsi calculée, la proportion des suicides par âges n'est que relative. En effet, si on établit ce rapport comparativement au nombre des individus vivants à chaque période et non plus à l'ensemble de la population, on obtient des résultats bien différents. Les calculs dressés d'après ces dernières bases permettent d'avancer qu'à Marseille on compte par an :

De 10 à 15 ans	1 suicide sur	30.905	individus de cet âge
De 15 à 20 ans	»	5.205	»
De 20 à 25 ans	»	7.035	»
De 25 à 30 ans	»	1.875	»
De 30 à 35 ans	»	3.065	»
De 35 à 40 ans	»	2.365	»
De 40 à 45 ans	»	2.280	»
De 45 à 50 ans	»	1.785	»
De 50 à 55 ans	»	1.650	»
De 55 à 60 ans	»	1.520	»
De 60 à 65 ans	»	1.100	»
De 65 à 70 ans	»	1.585	»
De 70 à 75 ans	»	1.430	»
De 75 à 80 ans	»	2.400	»
De 80 à 85 ans	»	3.550	»
De 85 à 90 ans	Pas de suicide constaté à cet âge.		
De 90 à 95 ans	»	3.915	»
De 95 à 100 ans	Pas de suicide constaté à cet âge.		

C'est donc de 60 à 65 ans que les suicides se produisent effectivement en plus grande proportion ; puis de 70 à 75, de 55 à 60, de 65 à 70, de 50 à 55, de 45 à 50 et de 25 à 30 ans, etc. Ce relevé, d'une précision mathématique, démontre, à n'en pas douter, que le plus fort contingent de morts volontaires appartient en réalité à la vieillesse.

Si on étudie maintenant l'action combinée des sexes et des âges sur le suicide, on trouve des proportions très diverses. Le tableau suivant en témoigne suffisamment :

TABLEAU N° 1.

Suicides par années, par âges et par sexe. — Marseille 1882 à 1887.

	1882			1883			1884			1885			1886			TOTAL PAR SEXE		TOTAL GÉNÉRAL
	M.	F.	Total	M.	F.	Total	M.	F.	Total	M.	F.	Total	M.	F.	Total	M.	F.	
De 10 à 15 ans ...	»	»	»	2	»	2	»	»	»	2	»	2	»	1	1	4	1	5
15 à 20 » ...	5	4	9	2	1	3	5	3	8	1	2	3	5	3	8	18	13	31
20 à 25 » ...	11	4	15	5	4	9	3	»	3	3	2	5	6	2	8	28	12	40
25 à 30 » ...	12	2	14	9	3	12	6	4	10	10	3	13	16	4	20	53	16	69
30 à 35 » ...	5	4	9	5	»	5	6	»	6	10	3	13	7	4	11	33	11	44
35 à 40 » ...	6	»	6	8	2	10	11	»	11	11	2	13	9	3	12	45	7	52
40 à 45 » ...	8	2	10	11	1	12	3	»	3	13	2	15	6	2	8	41	7	48
45 à 50 » ...	6	4	10	5	2	7	12	2	14	12	2	14	9	1	10	44	11	55
50 à 55 » ...	6	3	9	7	3	10	6	3	9	9	2	11	13	4	17	41	15	56
55 à 60 » ...	9	3	12	6	»	6	6	2	8	12	1	13	9	»	9	42	6	48
60 a 65 » ...	5	»	5	6	1	7	12	1	13	9	4	13	12	2	14	44	8	52
65 à 70 » ...	5	1	6	6	»	6	5	2	7	1	»	1	7	»	7	24	3	27
70 à 75 » ...	3	»	3	2	»	2	8	1	9	5	»	5	3	1	4	21	2	23
75 à 80 » ...	1	»	1	»	1	1	2	»	2	»	»	»	5	1	6	8	2	10
80 à 85 » ...	1	»	1	»	1	1	»	1	1	»	»	»	2	»	2	3	2	5
85 à 90 » ...	»	»	»	»	»	»	»	»	»	»	»	»	»	»	»	»	»	»
90 à 95 » ...	»	»	»	1	»	1	»	»	»	»	»	»	»	»	»	1	»	1
Total	83	27	110	75	19	94	85	19	104	98	23	121	109	28	137	450	116	566

— 11 —

En somme, les âges où existe le moins d'écart entre les suicides masculins et féminins, sont les âges extrêmes, c'est-à-dire ceux de 15 à 20 et de 80 à 85 ans ; ceux où il en existe le plus sont de 35 à 45 et de 65 à 75 ans. A aucun âge, le nombre des suicides de femmes n'égale celui des hommes ; c'est là une observation tout à fait contraire à ce que l'on constate à Paris, où d'après les documents recueillis par Brière de Boismont à la préfecture de police, et qui ont porté sur 3.868 suicides, dont 2.738 d'hommes et 1.130 de femmes, il ressort que la femme se tue plus que l'homme jusqu'à l'âge de 30 ans ainsi qu'aux âges les plus avancés de la vie.

En Angleterre et dans quelques autres pays d'Europe, le suicide sévit pour les deux sexes avec une intensité sinon égale du moins peu différente jusqu'à vingt ans, tandis que dans les âges avancés, contrairement à ce qui s'observe à Marseille, les suicides masculins sont infiniment plus nombreux que les suicides féminins.

3° *Suicides selon l'état civil.* — Dans cette sorte d'étude physiologique du suicide, l'action de l'état-civil est aussi à considérer. Il n'est pas sans intérêt, en effet, de connaître dans quelle proportion intervient l'influence des conditions civiles dans le suicide. Les garçons, les mariés et les veufs ont-ils une tendance égale a se donner la mort ? Les filles, les mariées et les veuves sont-elles dans le même cas ? Entre les garçons et les filles, les mariés et les mariées, les veufs et les veuves cette tendance présente-t-elle quelque analogie ? Le tableau suivant va nous fournir les premiers éléments de réponse à ces diverses questions :

2

TABLEAU N° 2.

Suicides selon l'état-civil. — Marseille 1882 à 1887.

SEXE MASCULIN :						
ANNÉES	Garçons	Mariés.	Veufs.	Divorcés.	Inconnus.	TOTAL
1882	38	33	10	0	2	83
1883.........	34	34	5	»	2	75
1884	43	28	10	»	4	85
1885	45	38	10	»	5	98
1886	51	29	16	»	13	109
Total	211	162	51	0	26	450

SEXE FEMININ :						
ANNÉES	Filles.	Mariées.	Veuves.	Divorcées.	Inconnues.	TOTAL
1882..	12	9	6	0	0	27
1883	10	3	5	»	1	19
1884	9	6	4	»	0	19
1885	9	9	5	»	»	23
1886.........	6	18	4	»	»	28
Total.......	46	45	24	0	1	116

Connaissant ainsi les nombres des suicides afférents à chaque catégorie civile d'individus, il n'y a plus qu'à rapprocher ces nombres de ceux qui représentent le total des individus de chacune de ces catégories, pour avoir la réponse aux différentes questions posées plus haut.

En vue de donner à ces évaluations toute l'exactitude possible, nous avons eu soin d'éliminer dans la classe des célibataires, les garçons au-dessous de 15 ans et les filles au-dessous de 16, qui, les uns et les autres, ne représentent pas, malgré quelques exceptions, des âges où le suicide doive être considéré comme possible.

De nos différents calculs ainsi établis, il résulte qu'à Marseille on a compté dans la période de 1882 à 1887 :

SEXE MASCULIN

Garçons.. 1 suicide pour 1.655 individus de ce groupe.
Mariés. . .   »   » 2.095   »   »
Veufs. . . .   »   » 1.235   »   »
Divorcés. Aucun suicide n'a été constaté dans ce groupe.

SEXE FÉMININ

Filles. . .   1 suicide pour 6.520 individus de ce groupe.
Mariées .   »   » 7.440   »   »
Veuves. .   »   » 3.070   »   »
Divorcées. Aucun suicide n'a été constaté dans ce groupe

Cette proportionnalité donne la mesure exacte de l'influence respective qu'exercent à Marseille les différentes conditions civiles sur le plus ou moins de tendance qu'on a à se détruire. Pour les deux sexes, le rapport proportionnel est identique ; c'est dans le veuvage que cette propension est la plus forte, puis dans le célibat et, enfin, dans le mariage.

La distinction à établir à ce point de vue est même si tranchée que nous voyons le nombre des suicides chez les veufs et plus encore chez les veuves infiniment supérieur à celui des mariés et des mariées. Entre les veufs et les garçons, les veuves et les filles, cette tendance à se détruire est un peu moins accusée, mais elle n'en existe pas moins. Où trouver la cause de cette différence entre deux états, qui sont l'un et l'autre en dehors du mariage ? Pourquoi les veufs se suicident-ils plus souvent que les garçons, les veuves plus souvent

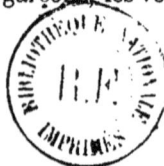

BIBLIOTHÈQUE NATIONALE IMPRIMÉS

que les filles ? Cela tient-il à une propension particulière au célibat ou au veuvage en eux-mêmes ?... Il est possible qu'il en soit ainsi, mais cela vient surtout de ce que l'état de veuvage arrive le plus souvent à une période de la vie où tant l'homme que la femme sont plus portés à se donner la mort.

Nous avons vu, en effet, en analysant les suicides par âges, que la période de la vie où on en comptait le plus grand nombre, était celle de 25 à 75 ans. Or, comme c'est aussi dans cette période d'âge que les recensements font ressortir le chiffre le plus élevé de veufs et de veuves, il n'est pas étonnant de voir figurer à leur actif une surcharge qui provient peut-être moins de leur condition civile que de leur âge.

Quant au petit nombre relatif des suicides dans l'état de mariage, nombre d'autant plus faible effectivement que les mariés sont presque tous compris dans les âges où on se tue le plus, on conçoit tout naturellement qu'il doive en être ainsi. En effet, malgré la tolérance de nos lois pour l'homicide de soi-même, cet acte, au point de vue moral, entraîne toujours une certaine réprobation et jette sur les familles, chez lesquelles il se produit, une déconsidération incontestable. Le temps n'est plus heureusement de ces philosophes stoïciens qui se faisaient gloire de la mort volontaire et la considéraient, dans la plupart des cas, comme un acte digne des plus grands éloges.

Or, le garçon ou le veuf, la fille ou la veuve, peuvent avoir sans doute des liens de parenté très directs, mais jamais ces liens ne sont aussi étroits que dans l'état conjugal. Le père et la mère de famille hésiteront toujours davantage à se suicider que le garçon ou le veuf, surtout le veuf sans enfants ; et cela pour n'avoir pas à laisser derrière eux et pesant sur la tête de ceux qui leur sont particulièrement chers ce triste héritage d'ignominie.

·D'autre part, comme il est vrai que l'adversité, cette cause si fréquente du suicide, se supporte plus facilement quand elle est partagée, on comprend que la communion d'idées, de sentiments, qui existe en général dans le mariage, la rende moins intolérable dans cet état que dans le veuvage et le célibat, où tant l'homme que la femme sont forcément plus isolés, et ont, par conséquent, à en subir personnellement tout le poids.

Quant à l'absence constatée de suicides chez les divorcés comme chez les divorcées, elle ne présente qu'une signification relative, car le nombre des individus formant cette catégorie n'est pas encore assez élevé, vu la promulgation récente de la loi sur la matière, pour entrer effectivement en ligne de compte.

Les chiffres relevés à Marseille sur les suicides selon l'état-civil, mis en parallèle avec ceux de l'ensemble de la France, ne présentent que d'insignifiantes particularités : 1° *Pour les hommes.* — La différence entre le nombre des suicides des mariés et celui des veufs et des garçons est plus accentuée à Marseille dans le sens favorable au mariage que dans le reste de la France ; entre les veufs et les garçons, au contraire, la proportion est sensiblement la même. 2° *Pour les femmes.* — La distinction la plus marquée existe encore entre le nombre des suicides chez les mariées et les filles qui, à peu près pareil en France dans ces deux états civils, est tout en faveur des mariées à Marseille. La fréquence proportionnelle des suicides chez les veuves par rapport aux mariées et aux filles est à peu près la même dans notre ville et en France.

Si nous jetons un coup d'œil rapide sur les autres Etats d'Europe, nous constatons que nos proportions sont en rapport avec celles que présentent la plupart d'entr'eux. L'analogie, par exemple, est à peu près complète entre les chiffres afférents à notre ville et ceux de l'Allemagne ; en Italie, par contre, les rapports de fréquence des suicides chez les mariées

et les filles sont sans écart appréciable. Dans les autres
nations, on observe bien aussi quelques légères variations,
mais elles n'ont pas d'importance. En somme, l'action de
l'état-civil sur le nombre des suicides est partout manifeste
et partout aussi elle s'exerce dans des conditions à peu près
identiques.

4° *Suicides selon les saisons.* — Au premier abord, il
paraît étrange d'admettre que les saisons puissent avoir une
influence quelconque sur le nombre des suicides. Et cependant, il suffit de jeter un simple coup d'œil sur les documents
officiels des diverses nations pour se convaincre de l'action
incontestable qu'exercent les différents mois de l'année sur le
plus ou moins de tendance qu'on a à se détruire.

A Marseille, de 1882 à 1887, les suicides se sont répartis
chaque mois de la manière suivante :

	Sexe masculin	Sexe féminin	Total
Janvier........	19	7	26
Février........	32	8	40
Mars..........	42	8	50
Avril..........	48	14	62
Mai...........	53	12	65
Juin	35	13	48
Juillet	48	5	53
Août ......,...	41	11	52
Septembre......	33	5	38
Octobre........	38	14	52
Novembre......	29	8	37
Décembre......	32	11	43
	450	116	566

Il ressort de ces chiffres que les mois les plus chargés en
suicides à Marseille, sont mai et avril ; les moins chargés,
janvier et novembre. En groupant les mois par saisons, nous
obtenons :

	Sexe masculin	Sexe féminin	Total
Printemps. — *Mars, Avril, Mai*.....	143	34	177
Été. — *Juin, Juillet, Août*..........	124	29	153
Automne. — *Sept. Octobre, Novembre.*	100	27	127
Hiver. — *Décembre, Janvier, Février.*	83	26	109
	450	116	566

C'est donc au printemps que le nombre des suicides est le plus élevé ; puis successivement en été, en automne et en hiver. Cette progression descendante, quoique beaucoup moins sensible chez les femmes que chez les hommes, coexiste cependant dans les deux sexes.

Le tableau suivant permettra d'analyser dans leurs détails, année par année et mois par mois, ces observations générales :

TABLEAU N° 3.

Suicides par années, par mois et par sexe à Marseille
1882 à 1887

	1882		1883		1884		1885		1886		TOTAUX		
	M	F	M	F	M	F	M	F	M	F	M	F	Total général
Janvier.....	2	2	4	»	6	1	1	2	6	2	19	7	26
Février.....	7	1	11	»	6	2	1	5	7	»	32	8	40
Mars.......	7	1	4	1	6	3	10	»	15	3	42	8	50
Avril......	7	3	5	4	6	1	18	4	12	2	48	14	62
Mai.......	15	3	11	1	5	1	10	3	12	4	53	12	65
Juin..,.....	5	4	5	3	6	3	11	2	8	1	35	13	48
Juillet......	10	1	7	1	11	1	13	»	7	2	48	5	53
Août.......	6	3	8	3	9	»	10	»	8	5	41	11	52
Septembre .	8	2	4	»	7	1	4	1	10	1	33	5	38
Octobre.....	5	1	7	5	12	3	5	2	9	3	38	14	52
Novembre..	5	4	4	1	5	1	7	1	8	1	29	8	37
Décembre..	6	2	5	»	6	2	8	3	7	4	32	11	43
	83	27	75	19	85	19	98	23	109	28	450	116	566
	110		94		104		121		137			566	

Malgré quelques variations d'une année à l'autre, les sui
cides se produisent donc dans des proportions presque régulières suivant les mois.

Cette répartition des suicides à Marseille d'après les saisons,
n'est pas tout-à-fait conforme à celle que l'on observe dans
l'ensemble de la France, où l'on constate plus de suicides en
été qu'au printemps, puis en automne et en hiver. Il en est
de même en Allemagne, en Autriche, en Belgique, en Danemark, en Russie, en Suède et en Suisse. En Norvége, la
répartition est identique à celle de notre ville ; en Italie, on
observe aussi comme à Marseille plus de suicides au printemps
qu'en été, mais moins en automne qu'en hiver.

A quelles causes convient-il d'attribuer cette influence variable des saisons sur les suicides chez les différents peuples?
Nous avouons notre embarras à ce sujet ; car la seule raison
à invoquer, celle du climat, nous paraît fortement ébranlée
par l'analogie qui existe entre Marseille et la Norvége.

De même que les mois, les jours eux-mêmes ne sont pas
sans influence sur le nombre des suicides. En voici la preuve
appuyée sur le total des suicides dont l'énumération sert de
base à nos recherches :

Lundi......................	122
Mardi....................	84
Mercredi	95
Jeudi	70
Vendredi.................	63
Samedi...................	32
Dimanche................	100
	566

D'où il ressort que les jours de la semaine où les suicides
se produisent en plus grand nombre à Marseille sont le lundi
et le dimanche ; et ceux où ils sont le plus rares, le samedi
et le vendredi, mais surtout le samedi.

Cette distribution hebdomadaire des suicides n'est point

particulière à notre ville ; elle correspond exactement à ce qui a été observé en France et dans les autres pays, où des recherches ont été faites à ce point de vue. Quelle peut donc être la loi générale qui préside avec tant de régularité à une telle répartition ? On aurait tort, croyons-nous, de la chercher ailleurs que dans une question ouvrière ; soit parce que le samedi, auquel se rattache le *minimum* des suicides, est le jour habituel du payement des salaires, soit que le dimanche et le lundi, auxquels appartient le *maximum*, sont en même temps que des jours de repos, des jours d'oisiveté et, par conséquent, de folles dépenses, d'abus de tout genre et de libations exagérées, pour certains corps de métier.

5° *Suicides suivant les modes de perpétration*. — L'examen des moyens qu'emploient pour se détruire ceux qui veulent mettre fin à leurs jours, n'est pas un des chapitres les moins curieux des études sur le suicide.

De 1882 à 1887, les modes de perpétration des morts volontaires constatées à Marseille ont été les suivants :

	Sexe masculin.	Sexe féminin.	Total.
Strangulation	148	19	147
Empoisonnement	12	6	18
Submersion	49	20	69
Armes à feu	80	5	85
Armes tranchantes	16	2	18
Chute d'un lieu élevé	49	23	72
Asphyxie par le charbon	88	40	128
Ecrasement par chemin de fer.	7	0	7
Ecrasement par charrette	1	0	1
Brûlures	0	1	1
	450	116	566

Les modes de suicide le plus fréquemment employés ne sont donc pas les mêmes pour les deux sexes. Les hommes ont eu plus souvent recours à la strangulation et les femmes à l'asphyxie par le charbon.

Cette différence entre les deux sexes dans le choix des

moyens de se donner la mort, n'a rien qui doive beaucoup surprendre. Il est tout naturel d'admettre, par exemple, que la femme, dont l'instinct de coquetterie ne s'éteint d'ordinaire qu'avec le dernier soupir, choisisse plus souvent que l'homme l'asphyxie par le charbon. Ce mode de suicide, que par erreur elle croit devoir être moins douloureux, respectera ses traits au point de la laisser encore belle après la mort; c'en est assez pour justifier la faveur qu'elle accorde à ce moyen de destruction.

Mais voici à ce sujet un tableau qui facilitera les études comparatives, en indiquant pour chaque année de 1882 à 1887, les modes de perpétration des suicides par sexe à Marseille :

TABLEAU N° 4.

Suicides par années, par sexe et par modes de perpétration.
Marseille 1882 à 1887.

MOYENS EMPLOYÉS	1882		1883		1884		1885		1886		TOTAL par sexe		Total général
	M	F	M	F	M	F	M	F	M	F	M	F	
Strangulation..	25	3	22	3	35	2	34	3	32	8	148	19	167
Empoisonnement........	1	2	1	1	4	2	4	1	2	»	12	6	18
Submersion............	9	5	7	2	6	3	11	5	16	5	49	20	69
Armes à feu..	11	»	19	»	18	2	14	1	18	2	80	5	85
Armes tranchantes.......	6	2	3	»	1	»	3	»	3	»	16	2	18
Chute d'un lieu élevé.....	9	5	9	5	5	5	16	4	10	4	49	23	72
Asphyxie par le charbon..	21	10	14	8	12	5	16	9	25	8	88	40	128
Écrasem¹ par chem. de fer.	1	»	»	»	4	»	»	»	2	»	7	»	7
» par charrette. ...	»	»	»	»	»	»	»	»	1	»	1	»	1
Brûlures.	»	»	»	»	»	»	»	»	»	1	»	1	1
TOTAL PAR SEXE.....	83	27	75	19	85	19	98	23	109	28	450	116	566
TOTAL GÉNÉRAL.	110		94		104		121		137		566		566

D'où il résulte que la strangulation, les armes à feu, les armes tranchantes et les écrasements sont des moyens de suicide à peu près exclusifs aux hommes ; on compte, en effet, 252 cas de perpétration de ce genre pour le sexe masculin et 26 seulement pour le sexe féminin. Au contraire, l'empoisonnement, la submersion, les chûtes d'un lieu élevé et l'asphyxie par le charbon, tout en étant numériquement plus considérables chez les hommes que chez les femmes, le sont de fait en proportion bien moindre, puisque leurs chiffres comparatifs sont 198 et 89.

Pour l'ensemble de la France, les moyens d'exécution auxquels les suicidés ont eu le plus souvent recours, dans la période des dix dernières années, sont : sur 100 suicides : strangulation 44 ; submersion 27 ; armes à feu 12 ; asphyxie par le charbon 8 ; instrument aigu ou tranchant 3 ; chute d'un lieu élevé 3 ; poison 2 ; tout autre mode 1.

Certains auteurs ont prétendu que l'homme, dans chaque période de la vie, devait avoir une prédilection pour un mode spécial de suicide. Ainsi, on a attribué à la jeunesse les moyens les plus rapides, la strangulation et la submersion, à l'âge mûr les moyens réfléchis, l'asphyxie par le charbon et l'empoisonnement, à la vieillesse les moyens faciles, les chutes et les armes à feu ; c'est là une théorie qui n'est qu'imparfaitement confirmée par nos observations personnelles. On en peut du reste juger par le tableau suivant, où est nettement indiquée l'influence de l'âge sur le choix du mode de perpétration du suicide.

TABLEAU N° 5.

Moyens de suicide employés par âges à Marseille
1882 à 1887

	10 à 15 ans.	15 à 20 ans.	20 à 25 ans.	25 à 30 ans.	30 à 35 ans.	35 à 40 ans.	40 à 45 ans.	45 à 50 ans.	50 à 55 ans.	55 à 60 ans.	60 à 65 ans.	65 à 70 ans.	70 à 75 ans.	75 à 80 ans.	80 à 95 ans.	90 à 95 ans.	TOTAUX
Strangulation	2	4	2	14	11	12	14	20	15	21	22	15	8	4	2	1	167
Empoisonnement	»	1	4	6	2	3	»	2	»	»	»	»	»	»	»	»	18
Submersion	2	4	6	7	3	7	3	7	9	4	7	4	4	2	r	»	69
Armes à feu	1	8	11	14	11	4	8	6	7	3	3	2	5	1	1	»	85
Armes tranchantes	»	1	1	1	1	3	4	»	1	3	1	1	1	»	»	»	18
Chute d'un lieu élevé	»	2	3	9	8	10	5	6	5	7	9	2	2	2	2	»	72
Asphyxie par le charbon	»	10	11	17	7	12	13	14	18	10	8	4	3.	1	»	»	128
Écrasement par chemin de fer	»	1	1	1	»	1	1	»	»	»	2	»	»	»	»	»	7
Écrasement par charrette	»	»	»	1	»	»	»	»	»	»	»	»	»	»	»	»	1
Brûlures	»	»	»	»	»	»	»	»	1	»	»	»	»	»	»	»	1
TOTAL	5	31	39	70	43	52	48	55	56	48	52	28	23	10	5	1	566

En résumant l'ensemble de ce tableau, on arrive aux conclusions suivantes : 1° La strangulation, qui est un moyen de suicide fort peu en usage jusqu'à 25 ans, s'emploie de plus en plus au fur et à mesure qu'on avance en âge ; 2° L'empoisonnement est surtout fréquent de 20 à 30 ans ; 3° Quant aux suicides par submersion, par armes à feu, armes tranchantes, par chutes d'un lieu élevé et asphyxie par le charbon, ils se produisent en proportions à peu près égales à tous les âges. Nous sommes donc à ce point de vue en contradiction presque flagrante avec la plupart des statisticiens.

Si nous examinons maintenant l'influence de la température sur les moyens employés pour se donner la mort, nous concluons encore dans un sens opposé à certains auteurs, qui ont prétendu que les moyens de suicide varient d'une manière sensible et dans des proportions diverses suivant les saisons. A notre avis, en dehors de quelques écarts qu'il est impossible d'expliquer, cette assertion est d'autant moins fondée que quel que soit l'instrument de mort, il est en rapport presque constant avec le maximum ou le minimum des suicides par mois. Ici et là on peut bien observer quelque irrégularité plus ou moins manifeste, mais ces irrégularités ne sont jamais que le résultat d'une simple coïncidence; elles n'obéissent en aucun cas à des lois précises d'accroissement ou de décroissance.

Par suite, cette prétendue influence de la température sur les modes de perpétration du suicide nous paraît à peu près nulle, ainsi d'ailleurs qu'en témoigne le tableau suivant :

TABLEAU N° 6.

Moyens de suicide employés par mois (Marseille 1882 à 1887)

	STRANGU-LATION	EMPOISON-NEMENT	SUBMER-SION	ARMES A FEU	ARMES TRANCHAN-TES	CHUTE D'UN LIEU ÉLEVÉ	ASPHYXIE PAR LE CHARBON	Écrasement par chemin de fer	Écrasement par charrette	BRULURES	TOTAL
Janvier............ ...	10	2	1	3	»	4	6	»	»	»	26
Février.............	10	1	3	9	1	8	8	»	»	»	40
Mars................	10	2	8	10	»	6	12	1	1	»	50
Avril.,.............	17	»	10	8	4	4	18	1	»	»	62
Mai......	19	1	9	15	2	7	11	1	»	»	65
Juin	17	»	11	2	1	4	12	1	»	»	48
Juillet	19	5	5	8	1	7	8	»	»	»	53
Août................	17	»	6	5	4	11	8	1	»	»	52
Septembre.........,	14	1	7	5	1	3	7	»	»	»	38
Octobre.............	13	3	4	8	2	10	10	1	»	1	52
Novembre...........	11	1	2	6	1	1	14	1	»	»	37
Décembre...........	10	2	3	6	1	7	14	»	»	»	43
	167	18	69	85	18	72	128	7	1	1	566

D'après ce relevé, il serait vraiment difficile d'attribuer avec quelque raison un mode de suicide de prédilection aux différentes saisons de l'année. Les moyens employés ne se répartissent-ils pas en des rapports régulièrement proportionnels à chacun des mois ? Il y a toutefois une exception à faire pour le suicide par submersion, qui est bien moins fréquent en hiver qu'en été.

5° *Suicides selon les professions*. — On admet généralement que les professions exercent une influence prépondérante sur le plus ou moins de tendance au suicide. Il est, en effet, très naturel de penser que la condition sociale, le genre de vie, la situation de fortune, le degré de culture intellectuelle, les convictions religieuses, atténuent ou developpent dans de notables proportions les idées qui portent à se donner la mort. « Il est admissible, par exemple, dit M. Legoyt, que le cultivateur dont la vie est calme, régulière, exempte d'excès, qui bénéficie en outre des influences salutaires, morales et physiques, de la vie des champs, ne doit pas être aussi tenté d'attenter à ses jours que le commerçant, le manufacturier, le capitaliste, exposés aux perturbations industrielles ou aux conséquences fâcheuses de spéculations hasardées. Le suicide doit être rare par la même raison dans les classes qui vivent d'un revenu assuré, mais d'un revenu qui ne permet pas les habitudes de dissipation, de désordre dont le suicide est le dénouement souvent obligé. Le degré d'intelligence doit jouer également ici un certain rôle. »

Cette manière de voir est jusqu'à un certain point confirmée par le tableau suivant :

TABLEAU N° 7.

Suicides selon les professions. — Marseille 1882 à 1887.

		Report	177	Report	404
Ajusteurs	2	Employés	39	Opticien	1
Artiste lyrique	1	Etudiants	5	Peintres	9
Agents d'affaires	2	Emballeurs	2	Photographes	2
Avocats	3	Ex-greffier	1	Pensionnaires (aliénés)	1
Batelier ;	1	Ebénistes	2	» (St-Jean-	
Brocanteur	1	Entrepreneurs	3	de-Dieu)	1
Banquier	1	Ferblantiers	2	Profess' de musique	1
Bergers	7	Forgerons	3	Portefaix	6
Boulangers	12	Facteur des postes	1	Pâtissiers	2
Bouchers	3	Fille soumise	1	Pêcheur	1
Charcutier	1	Gardien de la paix	1	Plongeur	1
Chiffonnier	1	Garçon de café	1	Propriétaires	7
Cigarière	1	Garçon de buvette	1	Retraités	3
Chapelier	1	Horloger	1	Récidiviste	1
Charbonniers	3	Instituteur	1	Repasseuse	1
Cordonniers	16	Infirmier	1	Rentiers	8
Chauffeurs	4	Journaliers	81	Rhabilleur	1
Clerc de notaire	1	Journaliste	1	Sellier	1
Cochers	13	Jardiniers	7	Soldats	5
Courtiers	9	Lingères	4	Savonnier	1
Coiffeurs	3	Layetiers	1	Sculpteurs	2
Cultivateurs	7	Logeur	1	Serruriers	3
Comptables	4	Lithographe	1	Scieur de long	1
Commerçants	11	Liquoriste	1	Sage-femme	1
Chaudronniers	5	Modiste	1	Sapeur-pompier	1
Charretiers	8	Marchands ambulants	14	Tailleurs d'habits	5
Chanteur ambulant	1	» de Journaux	4	» sur pierres	1
Cordier	1	» de vins	5	» sur verre	1
Cantonniers	6	Marins	6	Tailleuses	3
Charrons	3	Meuniers	2	Tonneliers	5
Confiseur	1	Maréchal-ferrant	1	Tourn' sur métaux	1
Concierges	2	Mineur	1	Tanneur	1
Cuisiniers	3	Maçons	12	Typographes	2
Couturières	7	Ménagères	20	Tapissier	1
Doreur	1	Matelassier	1	Vannier	1
Décrotteurs	4	Minotiers	2		
Domestiques	23	Machiniste	1	Sans profession	30
Douaniers	4	Menuisiers	5	Inconnus	50
A reporter	177	A reporter	404	TOTAL	566

La conclusion dominante qui se dégage de ce tableau, c'est que l'ensemble de la population doit être divisé, au point de vue du suicide, en deux catégories bien distinctes : celle des classes élevées et celle des classes inférieures. Chez les premières, la tendance au suicide est à peu près nulle ; chez les secondes, elle est particulièrement accentuée.

Dans l'énumération qui précède, on ne voit, en effet, figurer qu'à titre exceptionnel les professions qui sont l'apanage des classes riches, tandis que les professions secondaires y sont à peu près toutes représentées. Parmi ces dernières, il est vrai, les chiffres afférents à chacune d'elles varient très sensiblement ; mais ils varient, croyons-nous, bien moins à raison de la profession elle-même que du nombre de ceux qui l'exercent. D'après cela, ce n'est donc point le genre de profession, mais bien plutôt la condition sociale qui prédispose au suicide ; effet de caste et non pas de métier, qui se produit et s'observe, dans des conditions analogues, non seulement en France mais chez tous les peuples.

A ne juger que superficiellement les lois de la destinée humaine, on pourrait voir dans ce fait une révoltante inégalité, une lamentable injustice ; mais ce serait se prononcer trop à la hâte. Le système des compensations intervient ici comme en toutes choses. Si les classes pauvres, par la maladie, les accidents et les suicides payent un plus large tribut à la mort, ce même tribut, les classes riches ne le payent-elles pas aux plus redoutables affections nerveuses? Nous croyons avoir démontré, dans un autre volume, que les névroses et la folie sont plus particulièrement propres aux classes aisées ; or, entre la folie et la mort, la préférence peut-elle être mise en doute?... Dans ce cas particulier, le privilége appartient, donc, aux classes les moins fortunées.

En résumé, le suicide à Marseille, abstraction faite de sa fréquence plus grande qu'ailleurs, n'offre à la statistique rien autre que des variations de détail. Il nous resterait maintenant à énumérer ses principales causes ; nous nous bornerons à citer : les difficultés de la lutte pour l'existence, les revers subits de fortune, les spéculations par trop aventureuses, l'effondrement des croyances religieuses, l'amour du luxe,

l'insouciance du lendemain, les abus alcooliques, etc., etc.
Mais, c'est là une question de physiologie sociale, qui ne
saurait trouver sa place ici et sur laquelle nous avons indiqué
déjà notre intention de revenir prochainement dans un
travail d'un autre genre.

Disons toutefois, d'après le *Compte général de l'Administration de la justice criminelle en France et en Algérie*,
1887, que malgré les difficultés qu'éprouvent les autorités
judiciaires à obtenir l'indication exacte des causes présumées
des suicides, les enquêtes ne restent sans effet à cet égard que
7 fois sur 100. Bien que les familles aient souvent intérêt à
cacher qu'un de leurs membres, a trouvé, dans la mort volontaire, le suprême remède à ses souffrances physiques ou
morales, il n'en est pas moins intéressant de relever les motifs
indiqués par les informations auxquelles il est procédé.
Sur 100 suicides constatés en France, 31 sont attribués à des
maladies cérébrales, 17 à des souffrances physiques, 14 à des
chagrins de famille, 13 à la misère ou à des revers de fortune, 13 à des excès d'ivresse ou à des habitudes d'ivrognerie,
5 à l'amour, à la jalousie ou à la débauche, 4 à des peines
diverses et 3 au désir de se soustraire à des poursuites judiciaires. Ces proportions sont à peu près les mêmes chaque
année et conservent toujours le même rang.

Enfin, nous ne saurions terminer cette étude du suicide
sans donner la preuve d'un fait que nous avons avancé à
diverses reprises dans les pages qui précèdent, à savoir :
l'augmentation annuelle du nombre des suicides en France.
Voici à cet égard le relevé officiel de 1831 à 1887 :

1831....	2.804	suicides	1836....	2.340	suicides
1832....	2.156	»	1837....	2.443	»
1833....	1.973	»	1838....	2.586	»
1834....	2.078	»	1839....	2.747	»
1835....	2.305	»	1840....	2.752	»

1841......	2.814	suicides	1864......	4.521	suicides
1842......	2.866	»	1865......	4.946	»
1843......	3.020	»	1866......	5.119	»
1844......	2.973	»	1867......	5.011	»
1845......	3.084	»	1868......	5.547	»
1846......	3.102	»	1869......	5.114	»
1847......	3.647	»	1870......	4.157 (1)	»
1848......	3.301	»	1871......	4.490 (2)	»
1849......	3.583	»	1872......	5.275	»
1850......	3.596	»	1873......	5.525	»
1851......	3.598	»	1874......	5.617	»
1852......	3.674	»	1875.....	5.472	»
1853......	3.415	»	1876......	5.804	»
1854......	3.700	»	1877......	5.922	»
1855	3.810	»	1878......	6.434	»
1856......	4.189	»	1879......	6.496	»
1857......	3.967	»	1880.... .	6.638	»
1858......	3.903	»	1881......	6.744	»
1859......	3.899	»	1882......	7.213	»
1860......	4.050	»	1883......	7.267	»
1861......	4.454	»	1884......	7.572	»
1862......	4.770	»	1885......	7.902	»
1863......	4.613	»	1886......	8.187	»

La progression est à ce point régulière qu'à peine quelques années font exception à la fatale règle. En un demi siècle, le nombre des suicides en France est donc monté de 2.804 par an à 8.187, soit une différence de 5.383 ; et ce n'est malheureusement pas l'accroissement de la population qui justifie un pareil écart !

La même progression ascendante dans le nombre des suicides se constate, il est vrai, quoique moins accentuée, chez la plupart des autres peuples de l'Europe. Nous citerons entre autres :

ALLEMAGNE

1866......... 4.864 suicides. | 1879 .... 8.689 suicides.

(1) Pour l'année 1870, il manque les suicides du département de l Seine, par suite de l'incendie des documents.
(2) Pour l'année 1871, les suicides de la Seine font aussi défaut jusqu'au mois de juin.

ANGLETERRE (1)

1858........	1.275 suicides.	1873.........	1.518 suicides.
1859........	1.248 »	1874.........	1.592 »
1860........	1.365 »	1875.........	1.601 »
1861........	1.347 »	1876.........	1.770 »
1862........	1.317 »	1877.........	1.699 »
1863........	1.319 »	1878.........	1.764 »
1864........	1.340 »	1879.........	2.035· »
1865........	1.392 »	1880.........	1.979 »
1866........	1.329 »	1881.........	1.955 »
1867........	1.316 »	1882.........	1.965 »
1868........	1.508 »	1883.........	1.962 »
1869........	1.587 »	1884.........	2.043 »
1870........	1.554 »	1885.........	2.007 »
1871........	1.495 »	1886........	2.254 »
1872........	1.514 »	1887.........	— »

AUTRICHE

1866.......	1.265 suicides.	1873.......	1.863 suicides
1867......	1.407 »	1874.......	2.151 »
1868.......	1.556 »	1875.......	2.217 »
1869.......	1.575 »	1876.......	2.438 »
1870.......	1.510 »	1877.......	2.648 »
1871.......	1.560 »	1878.......	2.578 »
1872.......	1.677 »	1879.......	2.515 »

BELGIQUE

1850..........	312 suicides,	1862..........	214 suicides.
1851..........	283 »	1863..........	207 »
1852..........	286 »	1864..........	188 »
1853..........	267 »	1865..........	267 »
1854..........	245 »	1866..........	215 »
1855..........	245 »	1867..........	365 »
1856..........	275 »	1868..........	376 »
1857..........	248 »	1869..........	257 »
1858..........	278 »	1870..........	338 »
1859..........	300 »	1871..........	367 »
1860..........	297 »	1872,.........	356 »
1861..........	226 »	1873..........	377 »

(1) Ce relevé relatif à l'Angleterre ne comprend ni l'Ecosse, ni l'Irlande.

1874.........	374 suicides.	1881..........	550 suicides.
1875.........	336 »	1882..........	595 »
1876.........	437 »	1883..........	599 »
1877.........	470 »	1884..........	596 »
1878,........	490 »	1885..........	670 »
1879.........	553 »	1886..........	629 »
1880.........	591 »		

DANEMARK

1876......	507 suicides.	1878......	544 suicides.
1877......	530 »	1879......	504 »

ESPAGNE

1859.....	198 suicides.	1860......	235 suicides.

HOLLANDE

1876..	836 suicides.	1003	décès douteux par accidents ou suicides	
1877..	886 »	978	»	»
1878..	827 »	992	»	»
1879..	883 »	955	»	»
1880..	923 »	919	»	»
1881..	925 »	963	»	»
1882..	936 »	895	»	»
1883..	1006 »	948	»	»
1884..	857 »	857	»	»
1885..	980 »	980	»	»

HONGRIE

1876..........	46 suicides.	1878..........	82 suicides.
1877..........	75 »		

ITALIE

1875.......	922 suicides.	1878........	1.158 suicides.
1876........	1.024 »	1879.	1.225 »
1877........	1.139 »	1880........	1.264 »

RUSSIE

1871........	1.756 suicides.	1875........	1.774 suicides.
1872.......	1.698 »	1884........	2.394 »
1873.......	1.755 »	1885........	2.442 »
1874.......	1.757 »		

SUÈDE ET NORVÉGE

1875.........	520 suicides.		1878.........	540 suicides.	
1876.........	554	»	1879.........	579	»
1877.........	560	»	1886.........	698	»

SUISSE

Années	Sexe masculin.	Sexe féminin.	Total.
1876	—	—	540
1877	—	—	600
1878	—	—	642
1879	606	95	701
1880	584	111	695
1881	578	97	575
1882	597	91	688
1883	570	112	682
1884	550	97	647
1885	567	94	661

Le suicide, avec son accroissement annuel, n'est point, d'ailleurs, la seule plaie sociale de notre époque; il en est une autre peut-être plus grave et plus affligeante encore; nous avons nommé la folie. A ce sujet, qu'il nous soit permis de joindre aux relevés qui précèdent, celui non moins triste des cas tous les jours croissants d'aliénation mentale. On a constaté en France :

1876....	44.005 aliénés.		1880....	47.558 aliénés.	
1877....	45.326	»	1881....	48.813	»
1878....	46.166	»	1882....	49.908	»
1879....	46.912	»	1883....	50.410	»

Pas la moindre exception non plus à la progression ascensionnelle ; d'où nous pouvons conclure que le suicide et la folie marchent parallèlement dans nos sociétés modernes.

§ II

ACCIDENTS

Nous écrivions dans un de nos précédents ouvrages : « Pour ceux qui, dans l'avenir, voudront étudier les phases écono-

miques les plus saillantes des diverses époques, la seconde
moitié du dix-neuvième siècle présentera ce caractère incontestable d'avoir vu se developper le système des assurances.
Avant 1850, il est vrai, le principe de ces institutions tuté-
laires existait déjà ; mais elles-mêmes n'étaient encore que
fort peu répandues, que restreintes en d'étroites limites.
Depuis lors, que de progrès se sont accomplis ! Que de fruits
a déjà portés ce germe fécond !

« L'incendie, l'accident, la vie, sans parler des assurances
maritimes, telles sont les branches dont le développement a
été le plus rapide et, mieux encore, dont la propagation s'im-
pose de jour en jour. L'heure est prochaine, nous en avons la
certitude, où il n'y aura plus un seul immeuble qui ne soit
garanti contre la destruction par le feu, aucun patron assez
téméraire pour ne pas mettre à couvert sa responsabilité vis-
à-vis de ceux qu'il fait travailler. Ce sont là des idées de pré-
voyance et de sagesse qui témoignent de l'esprit à la fois pratique et positif de notre siècle, et qu'il est essentiellement moral,
pour tout homme éclairé, de défendre et de propager (1) ».

Ce que nous avions prévu est arrivé ; le système des assurances se généralisant, s'est si bien étendu à la garantie de la
main d'œuvre, qu'il n'existe presque plus aujourd'hui de
chantiers, d'usines, d'ateliers, d'industries qui ne participent
au bénéfice de ce genre d'institution.

Par suite, la question des accidents professionnels, surtout
au point de vue de la statistique, n'a cessé dans ces derniers
temps d'être à l'ordre du jour.

Bien que l'étude qui va suivre embrasse les décès par accidents dans leur ensemble, sans spécifier d'une manière particulière les circonstances occasionnelles dans lesquelles ils
se sont produits, nous pensons cependant que l'examen de
cette question ne saurait être dépourvu d'intérêt.

---

(1) La syphilis et les assurances sur la vie. — Etude médico-légale,
Vol. in 8°. — Paris 1882. G. Masson, éditeur.

Après notre exposé général, nous comptons d'ailleurs faire intervenir quelques chiffres comparatifs, qui nous permettront peut-être de déduire certaines conclusions sous le rapport professionnel.

1° *Accidents par sexe, par années et par mois*. — Les décès par accidents à Marseille, de 1882 à 1887, ont été constates dans les proportions suivantes :

	Sexe masculin	Sexe féminin	Total
1882........	118	24	142
1883........	134	26	160
1884........	122	30	152
1885........	101	24	125
1886........	93	21	114
	568	125	693

Soit, pour le total des décès par accidents, une proportion de :

1882........	39 décès pour 100.000 habitants.
1883........	43 » »
1884........	41 » »
1885........	33 » »
1006........ ..	30 » »

Donc, pour ces cinq années une moyenne de 33 décès par an et par 100.000 habitants, moyenne bien supérieure à celle de l'ensemble de la France, qui n'est que de 28 d'après les relevés officiels les plus récents.

Au point de vue des sexes, le rapport proportionnel des décès par accidents à Marseille est de 81,96 °/₀ pour les hommes et de 18,04 pour les femmes. Ici, cette proportion est tout-à-fait conforme, à celle de l'ensemble de la France, qui est, en chiffres ronds, 82 °/₀ pour les hommes et 18 °/₀ pour les femmes.

Si le nombre des accidents dans notre ville ne varie pas d'une manière très sensible d'une année à l'autre, il présente cependant quelques oscillations assez manifestes pour les deux sexes. A quelles causes faut-il rapporter ces différences annuelles ? Ce n'est certes point au chiffre de la population, qui était plus élevée en 1886, par exemple, où on a compté seulement 114 accidents, qu'en 1883 où on a eu à en enregistrer 160, mais bien à des circonstances éventuelles et principalement aux sinistres collectifs, professionnels ou non, tels que : incendie, explosion de chaudière, effondrement d'un mur, d'un échafaudage, accidents de voiture, etc. qui en traînent quelquefois un grand nombre de morts simultanées.

Au reste, ces mêmes variations s'observent également d'un mois à l'autre, ainsi qu'il ressort du tableau suivant :

TABLEAU N° 8.

Accidents par sexe et par mois à Marseille 1882 à 1887

	1882		1883		1884		1885		1886		TOTAUX		
	M	F	M	F	M	F	M	F	M	F	M	F	TOTAL
Janvier.....	8	3	17	2	14	1	11	3	4	»	54	9	63
Février.....	6	4	12	1	4	6	8	3	8	1	38	15	53
Mars.......	22	3	11	5	5	2	8	2	6	»	52	12	64
Avril.......	7	2	8	4	10	4	10	»	11	»	46	9	55
Mai........	5	1	14	1	7	2	9	2	3	3	38	9	47
Juin........	9	2	9	3	8	»	11	3	9	1	46	9	55
Juillet.....	12	1	17	2	12	3	12	2	6	4	59	12	71
Août......	13	1	14	1	17	3	4	4	11	1	59	10	69
Septembre..	6	2	8	2	9	4	8	1	9	2	40	11	51
Octobre.....	11	3	4	2	10	2	8	3	8	4	41	14	55
Novembre...	9	1	11	1	10	2	6	1	8	3	44	8	52
Décembre...	10	2	9	2	16	1	6	»	10	2	51	7	58
Total.....	118	24	134	26	122	30	101	24	93	21	568	125	693
	142		160		152		125		114			693	

D'une année à l'autre l'écart a été de 114 à 160, il a été pour les mois de 47 à 71. C'est encore à des causes fortuites, parmi lesquelles nous croyons devoir placer en première ligne les sinistres collectifs et le mouvement de la main d'œuvre, qu'il faut rapporter ces variations mensuelles.

2° *Accidents par âges.*— Les accidents, étudiés d'après les âges des victimes, donnent lieu à d'intéressantes constatations. Ceux qui ont été enregistrés à Marseille de 1882 à 1887 se répartissent de la manière suivante à ce point de vue :

De la naissance à 5 ans....	70 décès par accidents.
De 5 ans à 10 ans........	35 »
De 10 » à 15 » ....:	30 »
De 15 » à 20 »	35 »
De 20 » à 25 »	55 »
De 25 » à 30 »	57 »
De 30 » à 35 »	51 »
De 35 » à 40 »	62 »
De 40 » à 45 »	49 »
De 45 » à 50 »	50 »
De 50 » à 55 »	49 »
De 55 » à 60 »	47 »
De 60 » à 65 »	39 »
De 65 » à 70 »	20 »
De 70 » à 75 »	20 »
De 75 » à 80 »	10 »
De 80 » à 85 »	9 »
De 85 » à 90 »	4 »
De 90 » à 95 »	1 »
	693

C'est donc de la naissance à 5 ans que l'on compte le plus grand nombre de décès par accidents, puis de 35 à 40 et de 25 à 30. Aux âges avancés, cette cause de mortalité va en s'affaiblissant rapidement, et cela bien moins parce que les vieillards ne sont pas aussi exposés, que par le fait de leur nombre moins considérable.

Le rapport qui précède n'a d'ailleurs rien d'absolu ; si nous comparons, en effet, le nombre des accidents produits à chaque âge avec le nombre d'individus vivants à chacun de ces

âges, nous obtenons des résultats proportionnels bien différents. Voici ces résultats :

De 0 à 5 ans	1 décès par accident sur	2365	individus de cet âge
De 5 à 10 »	»	»	4675	»
De 10 à 15 »	»	»	5150	»
De 15 à 20 »	»	»	4645	»
De 20 à 25 »	»	»	2365	»
De 25 à 30 »	»	»	2270	»
De 30 à 35 »	»	»	2640	»
De 35 à 40 »	»	»	2000	»
De 40 à 45 »	»	»	2540	»
De 45 à 50 »	»	»	1955	»
De 50 à 55 »	»	»	1885	»
De 55 à 60 »	»	»	1550	»
De 60 à 65 »	»	»	1465	»
De 65 à 70 »	»	»	2140	»
De 70 à 75 »	»	»	1645	»
De 75 à 80 »	»	»	2100	»
De 80 à 85 »	»	»	1970	»
De 85 à 90 »	»	»	2675	»
De 90 et au-dessus »	»	3915	»

En réalité donc, les âges auxquels les accidents seraient proportionnellement les plus fréquents seraient de 60 à 65 et de
55 à 60 ans ; ceux où ils le seraient le moins de 10 à 15 et de
20 à 25.

Par périodes d'âge moins limitées, nous obtenons :

De 0 à 20 ans	1 décès par accident sur	4201	individus de cet âge
De 20 à 40 »	»	»	3006	»
De 40 à 60 »	»	»	1982	»
De 60 à 80 »	»	»	1912	»
De 80 et au-dessus »	»	2853	»

De ce relevé il faut donc conclure que les chances de
mort par accident vont en augmentant de la naissance jusqu'à 80 ans. Les principales causes de cette progression croissante sont : les dangers particuliers à l'enfance, puis les accidents professionnels jusqu'à 60 ans, et, au dessus de cet âge,
les risques inhérents à la vieillesse.

3° *Accidents selon les causes.* — Les causes de mort par accidents sont très variables ; voici celles qui ont provoqué les 693 décès constatés à Marseille de 1882 à 1887 :

Chute d'un lieu élevé.	264	Décès
Submersion.. ..	157	»
Écrasement par charrette	69	»
» par omnibus, voitures et tramways.	16	»
» par chemin de fer	17	»
» par choc d'un corps lourd	42	»
Brûlures	79	»
Asphyxie dans un four à chaux	7	»
» dans des incendies	4	»
» par un gaz délétère	5	»
» par le charbon.	6	»
Empoisonnement	9	»
Armes à feu	3	»
Etranglement	2	»
Contusions	13	»
	693	

Les chutes d'un lieu élevé et la submersion sont de beaucoup les causes de mort par accident les plus fréquentes ; viennent ensuite les brûlures et les écrasements par charrettes ; tout autant de causes de nature souvent professionnelle.

Pour l'ensemble de la France, les genres d'accidents auxquels succombent le plus fréquemment les victimes sont : la submersion (35 fois sur 100), puis les chutes d'un lieu élevé, les écrasements, etc. La submersion, anomalie étrange! est donc moins fréquente à Marseille que dans le reste de la France, puisqu'elle n'est dans notre ville que de 24 sur 100.

4° *Accidents par causes et par âges combinés.* — Après avoir étudié isolément les accidents par âges et par causes, il ne sera peut-être pas superflu d'examiner ces deux influences réunies. En les combinant entre elles, nous obtenons le tableau suivant :

TABLEAU N° 9.

Accidents par causes et par âges à Marseille — 1882 à 1887.

	0 jour à 5 ans	5 à 10 ans	10 à 15 ans	15 à 20 ans	20 à 25 ans	25 à 30 ans	30 à 35 ans	35 à 40 ans	40 à 45 ans	45 à 50 ans	50 à 55 ans	55 à 60 ans	60 à 65 ans	65 à 70 ans	70 à 75 ans	75 à 80 ans	80 à 85 ans	85 à 90 ans	90 à 95 ans	TOTAUX
Chute d'un lieu élevé	16	13	6	14	20	19	24	23	20	18	20	16	17	12	8	8	6	4	»	264
Submersion	24	4	15	8	15	15	8	17	11	13	11	7	7	1	»	»	1	»	»	157
Écrasement par charrette	3	5	1	1	1	5	5	6	6	6	5	11	7	3	3	»	»	»	1	69
» omnibus et tramways	1	2	»	»	1	1	1	2	»	»	1	2	1	2	2	»	»	»	»	16
» chemins de fer	»	2	»	2	5	3	2	1	2	2	»	»	»	»	»	»	»	»	»	17
» par chute d'un corps lourd..	1	»	2	3	5	5	1	7	2	9	5	1	1	»	»	»	»	»	»	42
Brûlures	21	9	5	2	6	3	3	3	5	»	1	5	5	2	5	2	2	»	»	79
Asphyxie dans un four à chaux	»	»	1	»	1	»	3	»	»	2	»	»	»	»	»	»	»	»	»	7
» dans un incendie	»	»	»	1	2	1	»	»	»	»	»	»	»	»	»	»	»	»	»	4
» par le gaz	»	»	»	»	»	1	2	»	»	»	»	1	»	»	1	»	»	»	»	5
» par le charbon	»	»	»	1	»	1	»	»	1	»	3	»	»	»	»	»	»	»	»	6
Empoisonnement	3	1	»	2	»	1	»	»	1	»	1	»	»	»	»	»	»	»	»	9
Arme à feu	»	»	»	»	»	1	»	»	1	»	1	»	»	»	»	»	»	»	»	3
Étranglement (corps étranger dans le larynx)	1	1	»	2	»	»	»	»	»	»	»	»	»	»	»	»	»	»	»	2
Contusions	»	»	»	»	»	»	1	3	»	»	1	4	1	»	1	»	»	»	»	13
TOTAL	70	35	30	35	55	57	51	62	49	50	49	47	39	20	20	10	9	4	1	693

Les diverses causes de mort par accidents selon les âges
sont là nettement établies ; il n'y a donc aucun commentaire
à ajouter.

5° *Accidents au point de vue professionnel.* — Ce n'est
point des professions exercées par les victimes des accidents
constatés à Marseille de 1882 à 1887, que nous entendons
parler ici ; cette énumération, quelque exacte qu'elle fût, ne
presenterait pas une bien sérieuse signification ; mais c'est de
la proportion des accidents professionnels en eux-mêmes que
nous voulons essayer de dire quelques mots.

Depuis une vingtaine d'années, médecin d'une des principales Compagnies d'assurances contre les accidents des ouvriers, il nous a été donné de faire à ce sujet des observations
multiples. Toutefois, pour procéder avec méthode à des recherches comparatives, nous laisserons de côté, dans l'exposé qui
va suivre, toutes les notes qui se rapportent à une époque
antérieure à celle que nous avons analysée jusqu'à présent ;
ce sera donc la période de 1882 à 1887 qui nous fournira les
éléments nécessaires à la discussion.

Or, le nombre des sinistres de mort relevés à la charge de
la dite Compagnie a été :

```
1882.... 16 sinistres de mort sur un total de 2804 accidents
1883.... 14     »        »        »        3081     »
1884.... 10     »        »        »        2371     »
1885.... 19     »        »        »        2417     »
1886.... 16     »        »        »        2348     »
         75                               13021
```

Le montant de la main d'œuvre assurée pendant ces mêmes
années avait été :

```
1882............ 12.700.000 francs
1883............ 15.550.000   »
1884............ 12.500.000   »
1885............ 12.550.000   »
1886............ 11.940.000   »
                 65.240.000   »
```

Soit donc un total de 12,946 sinistres entraînant des inca-
pacités de travail ou des infirmités variables, et 75 sinistres
suivis de mort sur 65,240,000 fr. de main d'œuvre garantie ;
soit encore 1 sinistre professionnel, de gravité variable, pour
5.000 francs environ de main d'œuvre, et 1 sinistre de mort
pour 870.000 francs.

La Compagnie dont il est ici question assure à elle seule,
d'après l'avis de tous les hommes compétents en la matière,
le quart à peu près de la main d'œuvre soumise dans notre
ville aux risques professionnels.

Par conséquent, si nous quadruplons le nombre des sinistres de mort afférents à cette Compagnie, nous aurons approxi-
mativement l'ensemble des décès professionnels survenus à
Marseille :

1882. .... 64 décès par sinistres professionnels
1883. .... 56 » » »
1884. .... 40 » » »
1885. .... 76 » » »
1886. .... 64 » » »
                  ———
                  300

Mettons maintenant en rapport ce relevé des sinistres professionnels avec l'ensemble des décès par accidents, nous
obtenons :

	TOTAL des décès par accidents	NOMBRE des décès par accidents professionnels
1882.	142	64
1883.	160	56
1884.	152	40
1885.	125	76
1886.	114	64
	693	300

La mortalité par accidents professionnels représente donc,

à Marseille, presque la moitié de la totalité des décès par accidents, soit 44 °/₀.

Examinons la question à un autre point de vue. Nous avons établi que la main d'œuvre assurée par la dite Compagnie représentait, d'après des affirmations très dignes de foi, le quart environ de la main d'œuvre soumise dans notre ville aux risques professionnels. La valeur totale de ce genre de main d'œuvre, aurait été par suite :

```
1882......... 50.800.000 francs de main d'œuvre
1883......... 62.200.000    »          »      »
1884......... 50.000 000    »          »      »
1885......... 50.200.000    »          »      »
1886......... 47.760 000    »          »      »
            ─────────────
             260.960.000
```

Or, si nous admettons que le salaire moyen des ouvriers employés aux travaux susceptibles de risques professionnels est de 1000 francs par an environ, comme cela est généralement évalué, nous admettons par le fait qu'il a été employé :

```
1882........... 50.800 ouvriers
1883........... 62.200    »
1884........... 50.000    »
1885........... 50.200    »
1886........... 47.760    »
              ─────────
               260.960
```

En rapprochant le total des décès par accidents professionnels de ce total d'ouvriers employés, nous arrivons à ce résultat :

```
1882. 64 décès par accidents professionnels sur 50.800 ouvriers
1883. 56     »        »        »        62.200    »
1884. 40     »        »        »        50.000    »
1885. 76     »        »        »        50.200    »
1886. 64     »        »        »        47.760    »
    ────                               ───────
     300                                260.960
```

Soit en moyenne et par an 1 sinistre de mort par accident professionnel sur 870 ouvriers.

Pour apprécier d'une manière plus précise encore, convertissons la main d'œuvre en journées de travail, en adoptant le salaire moyen de 4 francs par journée; nous obtenons ainsi :

1882	12.700.000	journées de travail.
1883	15.550.000	» »
1884	12.500.000	» »
1885	12.550.000	» »
1886	11.840.000	» »
	65.140.000	

Mettons encore en rapport le total des décès par accidents professionnels avec ce total de journées fournies ; il en ressort:

1882...	64	décès par accidents professionnels sur	12.700.000	journées
1883...	56	» »	15.550.000	»
1884...	40	» »	12.500.000	»
1885...	76	» »	12.550.000	»
1886...	64	» »	11.840.000	»
	300		65.140.000	

Soit en moyenne 1 sinistre de mort sur 217.133 journées de travail professionnel.

Comme preuve de l'exactitude de ce calcul, il suffit de multiplier par 250, chiffre moyen des journées fournies annuellement par un même individu, celui de 870 représentant le nombre des ouvriers sur lesquels se produit chaque année 1 sinistre de mort par accident, et on obtient un total de 217.000 journées, conforme à celui qui vient d'être indiqué.

Tels sont les différents relevés qu'il nous a été possible de mettre en parallèle au sujet de la mortalité par accidents; telles sont aussi les déductions qui en ressortent. Malgré le soin que nous avons apporté à ces diverses évalua-

4

tions, il est certain que tous ces chiffres ne sont qu'ap-
proximatifs ; nous pensons toutefois qu'ils ne s'éloignent pas
sensiblement de la vérité. Aussi les livrons-nous avec con-
fiance aux appréciations des économistes et de tous ceux
qu'intéresse l'étude des questions ouvrières, questions si
graves et si palpitantes à notre époque.

§ III

MEURTRES.

L'article 295 du Code pénal définit le meurtre : l'homicide
commis volontairement.

Lorsque l'homicide s'accompagne de préméditation ou de
guet-apens, il devient assassinat.

De même, pour que l'acte criminel soit meurtre, il faut la
perpétration du fait, il faut que la mort de la victime s'en
soit suivie. Si, par une circonstance quelconque, même indépendante de la volonté du coupable, le crime reste inachevé,
c'est-à-dire n'entraîne pas la mort, il n'en subsiste pas moins,
mais il change de nature et de qualification légale. Ce n'est
plus un meurtre, c'est une tentative de meurtre, punissable
d'ailleurs comme le fait consommé et de la même peine.

Dans l'étude qui va suivre, nous n'aurons pas à apprécier
les conditions particulières dans lesquelles l'homicide a été
commis, c'est-à-dire que nous ne distinguerons pas l'assassinat du meurtre. Le mot *meurtre* restera donc le terme
générique sous lequel seront désignés tous les homicides
volontaires.

Peut-être convient-il d'établir d'abord, sous forme de principe préliminaire, que le nombre plus ou moins grand des
meurtres qui se constatent dans une ville, est le plus souvent
en raison directe du chiffre plus ou moins élevé de sa popu-

lation flottante. Plus cette population est hétérogène, plus
elle comprend d'individus de nationalités différentes, plus le
nombre des crimes du genre de ceux que nous analysons est
considérable. A ce point de vue, Marseille, par le grand
nombre d'étrangers qui l'habitent et par la variété de leur
origine, constitue un milieu particulièrement favorable aux
homicides volontaires.

Examinons jusqu'à quel point cette manière de voir est
fondée.

De 1882 à 1887, le nombre des meurtres constatés dans
notre ville a été le suivant :

1882	8	meurtres
1883	19	»
1884	21	»
1885	33	»
1886	26	»
	107	

Si nous avons insisté plus haut pour faire ressortir la progression croissante des suicides à Marseille, nous ne saurions
nous empêcher de faire ici une remarque analogue. Sauf
pour l'année 1886, qui accuse une diminution sur l'année
1885, il est impossible de ne pas être frappé de l'accroissement
annuel des meurtres accomplis. Le fait est à ce point manifeste, qu'en quatre ans, de 1882 à 1886, leur chiffre a plus
que quadruplé. Triste révélation de nos mœurs locales !

Quoiqu'il en soit, le total de 107 meurtres en cinq ans
donne une moyenne de plus de 21 par an. C'est là,
nous ne saurions le dissimuler, une proportion extrêmement
élevée, et en voici la preuve :

D'après le rapport général de l'Administration de la Justice
criminelle, 1887, on a compté pour la France et l'Algérie,
pendant la période des cinq dernières années, un nombre
annuel moyen de 426 meurtres, tels que nous les entendons

nous-même dans cette étude, c'est-à-dire en comprenant sous cette dénomination générique les assassinats, les meurtres proprement dits, les empoisonnements et les parricides. Or, admettons que la population de Marseille représente le centième de la population totale de la France , (ce qui est à peu près exact), et multiplions 21, chiffre moyen des meurtres commis annuellement à Marseille, par 100, nous obtenons 2.100 comme résultat. D'où il ressort que si, partout ailleurs en France, les meurtres se commettaient, proportionnellement, en nombre aussi considérable qu'à Marseille, la moyenne annuelle de ces crimes serait de 2.100 au lieu de 426 ; ce qui nous amène forcément à conclure que les meurtres dans notre ville se produisent en proportion cinq fois plus élevée que dans l'ensemble de la France

Au cours de cette étude sur le meurtre, nous aurons à examiner les conditions particulières aux victimes et celles qui se rapportent aux meurtriers. Par suite, le sexe, l'âge, l'état-civil des victimes d'abord, des coupables ensuite, seront successivement passés en revue, de même que les époques de l'année où les meurtres se produisent en plus grand nombre et les modes de perpétration employés.

1° VICTIMES. — Si l'étude des conditions inhérentes aux victimes présente, au point de vue de la criminalité, moins d'importance que celle des meurtriers, elle n'en est pas moins digne d'un grand intérêt sous le rapport social.

1° *Meurtres selon le sexe des victimes.*— A cet égard, les 107 meurtres constatés à Marseille de 1882 à 1887 se répartissent de la manière suivante :

années	sexe masculin	sexe féminin
1882	7	1
1883	18	1
1884	18	3
1885	31	2
1886	22	4
	96	11

Cette différence si accusée entre le nombre des victimes
selon leur sexe n'a rien d'extraordinaire ; elle trouve, à nos
yeux, une explication toute naturelle dans les causes de
meurtre les plus fréquentes, c'est-à-dire les rivalités de tout
genre, les vengeances personnelles, les arrestations et guet-
apens nocturnes. On comprend que l'homme est infiniment
plus exposé que la femme aux tentatives qui ont de tels
mobiles ; de plus, si la femme est souvent le sujet de dis-
cordes, elle n'a que rarement à en subir directement les
conséquences.

2° *Meurtres selon l'âge des victimes.* — En dehors des
infanticides qui forment, pour ainsi dire, une catégorie de
crimes à part et dont nous avons eu déjà à nous occuper dans
notre étude sur la mortalité de l'enfance, les meurtres
accomplis à Marseille de 1882 à 1887, se divisent de la manière
suivante sous le rapport de l'âge des victimes :

De 5 à 10 ans	1	meurtre
De 10 à 15 ans	3	»
De 15 à 20 ans	1	»
De 20 à 25 ans	29	»
De 25 à 30 ans	25	»
De 30 à 35 ans	16	»
De 35 à 40 ans	12	»
De 40 à 45 ans	7	»
De 45 à 50 ans	4	»
De 50 à 55 ans	2	»
De 55 à 60 ans	2	»
De 60 à 65 ans	3	»
De 65 à 70 ans	2	»
	107	

C'est donc de 20 à 45 ans que l'on compte le plus grand
nombre de victimes, soit 89 ; tandis que de 5 à 20 ans, leur
chiffre n'est que de 5, et de 13 entre 45 et 70 ans. Preuve nouvelle de ce que nous avancions tantôt, que les rivalités et les
vengeances personnelles sont les causes les plus ordinaires du

meurtre. Ce n'est, en effet, ni dans l'adolescence, ni dans les âges avancés que ces mobiles peuvent exercer leur influence, mais bien à ces époques de la vie où l'homme, dans la plénitude de ses forces physiques, s'abandonne plus librement à la violence de ses entraînements et de ses passions.

3° *Meurtres selon l'état-civil des victimes.* — A ce point de vue, le tableau suivant permet d'apprécier d'un seul coup d'œil, pour le sexe masculin comme pour le sexe féminin, les conditions civiles des victimes.

TABLEAU N° 10

Meurtres selon l'état civil — Marseille 1882 à 1887.

Années	SEXE MASCULIN				
	Garçons	Mariés	Veufs	Divorcés	Total
1882	3	2	2	0	7
1883	14	4	»	»	18
1884	12	5	1	»	18
1885	12	7	2	»	31
1886	16	4	2	»	22
	67	22	7	0	96

Années	SEXE FÉMININ				
	Filles	Mariées	Veuves	Divorcées	Total
1882	1	»	»	0	1
1883	»	1	»	»	1
1884	1	1	1	»	3
1885	»	2	»	»	2
1886	1	2	1	»	4
	3	6	2	0	11

La proportion des victimes selon leur état-civil est donc très différente pour les hommes et pour les femmes. Tandis que dans le sexe masculin, ce sont les garçons qui fournissent le contingent le plus élevé, dans le sexe féminin ce sont les femmes mariées. Rivalités encore chez les uns, vengeances conjugales chez les autres!

Quant à l'absence de meurtres constatés chez les divorcés des deux sexes, elle trouve sa raison très naturelle dans le petit nombre d'individus qui forment cette catégorie civile.

4° *Meurtres selon les saisons.*— Nous avons fait ressortir, dans les chapitres qui précèdent, l'influence manifeste qu'exercent les saisons tant sur les suicides que sur les accidents. Voici à cet égard la répartition des meurtres constatés à Marseille de 1882 à 1887 :

TABLEAU N° 11.

Meurtres par sexe et par mois à Marseille
1882 à 1887

	1882		1883		1884		1885		1886		TOTAUX		
	M	F	M	F	M	F	M	F	M	F	M	F	TOTAL
Janvier.....	»	1	»	»	»	»	3	»	1	»	4	1	5
Février.....	»	»	2	»	2	2	2	»	3	»	9	2	11
Mars	»	»	»	1	1	»	5	»	3	1	9	2	11
Avril	1	»	1	»	2	»	3	2	»	»	7	2	9
Mai	2	»	5	»	1	»	4	»	1	2	13	2	15
Juin	1	»	2	»	1	»	1	»	2	»	7	»	7
Juillet	1	»	3	»	»	1	4	»	1	»	9	1	10
Août........	»	»	2	»	2	»	2	»	1	1	7	1	8
Septembre..	»	»	»	»	3	»	1	»	3	»	7	»	7
Octobre.....	»	»	2	»	2	»	4	»	1	»	9	»	9
Novembre..	1	»	»	»	3	»	2	»	2	»	8	»	8
Décembre..	1	»	1	»	1	»	»	»	4	»	7	»	7
TOTAL	7	1	18	1	18	3	31	2	22	4	96	11	107
	8		19		21		33		26		107		

En groupant les mois par saisons, nous obtenons :

	Sexe masculin	Sexe féminin	Total
Printemps. — *Mars, avril, mai*.......	29	6	35
Eté. — *Juin, juillet, août*............	23	2	25
Automne. — *Sept., octobre, nov.*	24	0	24
Hiver. — *Décembre, janvier, février*..	20	3	23
	96	11	107

Si l'été, l'automne et l'hiver présentent une proportion de meurtres à peu près identique, il n'en est point de même du printemps, qui offre presque un tiers de plus que chacune des autres saisons. L'excitation du sang, le renouveau des passions vives, telles en sont les causes.

5° *Meurtres selon les modes de perpétration.* — Les moyens employés pour l'accomplissement des meurtres ne varient que fort peu. Qu'on en juge par le relevé qui suit :

Instrument tranchant	81	meurtres.
Arme à feu	12	»
Instrument contondant	9	»
Coup de pied	1	»
Etouffement par bâillon	1	»
Strangulation	1	»
Coup de poing	1	»
Brûlures	1	»
	107	

Les instruments tranchants et contondants avec les armes à feu constituent donc les modes ordinaires de perpétration des meurtres ; tous les autres moyens ne sont à citer qu'à titre exceptionnel.

En combinant ces divers modes de perpétration des meurtres avec l'âge des victimes, on obtient le tableau suivant :

TABLEAU Nº 12

Meurtres par âges et par moyens employés — Marseille 1882 à 1887

	5 à 10 ans.	10 à 15 ans.	15 à 20 ans.	20 à 25 ans.	25 à 30 ans	30 à 35 ans.	35 à 40 ans.	40 à 45 ans.	45 à 50 ans.	50 à 55 ans.	55 à 60 ans.	60 à 65 ans.	65 à 70 ans.	TOTAL
Instrument tranchant......	»	»	1	22	22	13	8	5	3	1	1	3	2	81
Arme à feu...............	1	1	»	5	2	»	2	1	»	»	»	»	»	12
Instrument contondant....	»	»	»	2	»	2	2	»	1	1	1	»	»	9
Coup de pied	»	1	»	»	»	»	»	»	»	»	»	»	»	1
Étouffement par baillon ...	»	»	»	»	»	1	»	»	»	»	»	»	»	1
Strangulation	»	1	»	»	»	»	»	»	»	»	»	»	»	1
Coup de poing	»	»	»	»	»	»	»	1	»	»	»	»	»	1
Brûlures.	»	»	»	»	1	»	»	»	»	»	»	»	»	1
TOTAL...........	1	3	1	29	25	16	12	7	4	2	2	3	2	107

A tous les âges, les meurtres accomplis par instruments tranchants prédominent dans une proportion régulière. Les armes à feu ont été surtout employées de 20 à 25 ans ; quant aux autres moyens, ils ne donnent lieu à aucun commentaire particulier.

Après avoir ainsi étudié les conditions particulières aux victimes, examinons maintenant les conditions propres aux meurtriers.

2° MEURTRIERS :

Si le chiffre de 107 représente le nombre des meurtres commis à Marseille de 1882 à 1887, celui de 75 représente le nombre des individus condamnés contradictoirement ou par contumace durant la même période. Quant aux individus acquittés ou renvoyés des poursuites par ordonnances de non-lieu, ils n'ont point à être mentionnés ici, car ils ont été déclarés légalement non coupables des crimes mis à leur charge. Cela explique la différence entre le nombre des crimes commis à Marseille, dans la période déterminée, et le nombre des coupables ; différence qui trouve aussi sa cause dans ce fait que les auteurs de plusieurs meurtres sont restés inconnus malgré les recherches de la justice.

Quoiqu'il en soit, les relevés statistiques relatifs aux 75 meurtriers dont il s'agit, donnent lieu à d'intéressantes constatations.

1° *Meurtriers selon leur sexe.* Les infanticides formant, pour ainsi dire, une classe de meurtres à part, que nous n'avons pas cru devoir comprendre dans cette nomenclature, aucune femme ne figure dans ce nombre des 75 meurtriers reconnus coupables et condamnés. C'est là une remarque qui fait le plus grand honneur au sexe féminin et qui prouve bien que les instincts de la femme, souvent vicieux, ne sont que très exceptionnellement sanguinaires.

2° *Meurtriers selon leur nationalité.* — L'examen des meurtriers à ce point de vue nous paraît être celui qui doit donner lieu aux plus intéressants commentaires. Evidemment, le plus ou moins de meurtres relevés à l'actif de telle ou telle nationalité, ne prouvera pas d'une manière absolue que tel ou tel peuple, en lui même, est plus enclin au crime que tel autre ; mais il démontrera du moins que ses nationaux résidents à Marseille se rendent coupables de meurtres dans une proportion déterminée et incontestable.

C'est ainsi que nous voyons les 75 meurtriers se décomposer comme il suit, au point de vue de leur nationalité :

Français.......................................	8
Anglais.	2
Autrichiens	2
Espagnols	2
Italiens......................................	58
Suisse..	1
Turcs...	2
	75

Soit une proportion :

Français.........................	10.6 0/0
Anglais...	2.6 »
Autrichiens.....................	2.6 »
Espagnols	2.6 »
Italiens	77.3 »
Suisse	1.3 »
Turcs............................	2.6 »
	99.6

Bien que, comparativement au nombre de certains autres nationaux étrangers domiciliés à Marseille, le chiffre afférent aux coupables d'origine italienne ne soit pas, d'une manière absolue, le plus élevé, il est constant toutefois que ce chiffre est extrêmement considérable. Non-seulement, la proportion de 77 °/. en donne une preuve évidente, mais il ne faut pas perdre de vue que sur le total des 75 meurtriers condamnés, 58 sont italiens, sur une population totale de 59,823 individus de cette nationalité, tandis que 8 seulement sont d'origine française sur 309.203 français.

Marseille, par sa situation de ville frontière, constitue le receptable obligé de mauvais sujets italiens, qui viennent continuer ici ce qu'ils avaient commencé dans leur patrie, c'est-à-dire vivre de rapines et de meurtres. Quoique en petit nombre relatif, ils suffisent, à eux seuls, pour donner lieu à l'énorme proportion qui précède et, en même temps, pour faire très injustement rejaillir sur leurs compatriotes, honnêtes et laborieux, l'antipathie et la haine.

Si une telle situation se passe de commentaires, elle n'en exige pas moins des dispositions et des mesures exceptionnelles, tant au point de vue de la sécurité publique qu'en ce qui concerne la réputation italienne elle-même.

3° *Meurtriers selon les âges.* — L'âge des meurtriers est un point essentiel à noter dans l'étude physiologique du crime. A cet égard, les 75 criminels que nous observons, se divisent ainsi :

De moins de 21 ans	15
De 21 à 30 ans	43
De 30 à 40 »	13
De 40 à 50 »	3
De 50 à 60 »	0
De 60 ans et au-dessus..,	1
	75

Si nous avons eu à gémir dans le chapitre précédent, lorsque nous avons constaté que des enfants, au seuil de la vie, osaient porter atteinte à leurs propre existence, ne devons-nous pas ici être également alarmés à la vue de cette précocité du crime ? Ce chiffre de 15 criminels au-dessous de 21 ans donne forcément lieu à de bien tristes réflexions.

C'est donc de 21 à 30 ans que l'homme est le plus enclin à tuer son semblable ; cette propension décroît sensiblement de 30 à 40, pour devenir à peu près nulle à partir de 40 ans.

4° *Meurtriers selon l'état-civil.* — L'état-civil des meurtriers est aussi à considérer dans l'étude que nous poursuivons. On a distingué :

Célibataires............................ 69
Mariés................................. 5
Veufs................................. 1
                                        ,75

Ce qui représente une proportion de :

Célibataires................ .... 92,0 0/0
Mariés...... .... 6,7 »
Veufs........... .... 1,3 »
                                   100,0

D'où il suit que si le célibat ne prédispose pas au crime, du moins il est de toutes les conditions civiles de l'homme celle qui oppose la plus faible résistance à son penchant meurtrier. Il est vrai que la grande majorité des meurtres étant commis dans notre ville par des nationaux italiens, on pourrait soutenir, non sans raison, que ceux-ci, étant pour la plupart célibataires, ajoutent fatalement une part très élevée à la colonne correspondante. N'importe, cette raison n'infirme en rien le relevé qui précède, car on est en droit de soutenir que si, au lieu de compter ici un si grand nombre d'Italiens célibataires, ils étaient mariés pour la plupart, on n'observerait pas tant de meurtres.

Quant au petit nombre de meurtriers chez les veufs, c'est là un fait qui ne présente pas une grande signification, à cause du chiffre relativement faible de cette catégorie d'individus.

5° *Meurtriers selon le degré d'instruction.* — A notre époque, où l'on observe si attentivement les effets de la diffusion de l'instruction dans les masses, ce point de vue est à examiner de près. Sur les 75 condamnés pour meurtre, on a compté :

Complètement illettrés	24
Sachant lire et écrire	51
Instruction supérieure	0

Soit, pour les premiers 32 0/0 et 68 pour les seconds, puisque les troisièmes n'entrent pas en ligne de compte. En faut-il conclure que si l'instruction supérieure développe assez l'intelligence, les sentiments et le cœur pour mettre obstacle à toute tendance homicide, il n'en est point de même d'une instruction incomplète? En faut-il aussi conclure que cette instruction incomplète, souvent rudimentaire, est de plus impuissante à réagir contre les instincts vicieux?... C'est du moins ce qui semblerait résulter du relevé qui précède.

Nous ne sommes certes point de ceux qui s'opposent à la diffusion des moyens d'instruction dans toutes les classes de la société ; mais nous n'en devons pas moins nous incliner devant l'éloquence des chiffres. De prime abord, il semble tout naturel de supposer, en effet, que parmi les individus susceptibles d'armer leur main pour le meurtre, les plus nombreux devraient être ceux qui sont complètement illettrés. Or, ce n'est pas cette catégorie qui figure pour la plus large part dans la nomenclature qui précède.

On nous objectera peut-être que les illettrés sont de nos jours moins nombreux que ceux qui savent lire et écrire, et, par conséquent, que notre proportionnalité n'a pas de signification bien précise. Ce serait une erreur, croyons-nous, car le rapport est tellement tranché entre les uns et les autres, 24 et 51, qu'il nous semble présenter, au contraire, une indication irrécusable.

Par suite, il ne nous semble point déplacé d'émettre ici le vœu qu'à côté de l'instruction obligatoire proprement dite, prenne rang désormais une solide instruction morale ; nous la voudrions même développée au plus haut degré possible. Là est le véritable avenir de notre société, non-seulement au point de vue de la diminution des meurtres, mais plus encore au point de vue du progrès social !

6° *Meurtriers selon la profession.*—Les professions déclarées par les coupables ont été les suivantes :

Agriculteurs	3
Industriel	1
Commerçants	9
Domestiques	2
Ouvriers journaliers	56
Professions libérales	0
Gens sans aveu	4
	75

Les ouvriers journaliers, à eux seuls, constituent donc très exactement les trois quarts de la totalité des meurtriers ; puis viennent les commerçants et les gens sans aveu. Il est sans doute superflu de faire remarquer que sous la désignation très vague de commerçant, se déguisent les industries les plus fantaisistes, les plus extravagantes ; quant aux agriculteurs, c'est là une profession si peu répandue à Marseille qu'on ne saurait s'empêcher de voir dans cette indication professionnelle une désignation des moins précises.

7° *Meurtriers selon le domicile.* — Sur les 75 meurtriers, les investigations de la police ont établi que 30 d'entre eux avaient un domicile connu, tandis que 45 étaient sans domicile.

Ces chiffres n'étaient certes point nécessaires pour démontrer que les individus les plus dangereux pour la sécurité publique se trouvent parmi les vagabonds et les gens sans aveu. Néanmoins, ce sont là de ces constatations qui ne sauraient être trop souvent mises au grand jour, car il importe qu'elles tiennent en éveil et l'attention de la police et la sollicitude des divers services compétents.

Après avoir fourni toutes les indications qui précèdent au sujet des individus reconnus coupables de meurtre, peut-être convient-il, à titre complémentaire, de résumer en quelques lignes les conditions des personnes accusées des mêmes crimes ou de simples tentatives? On verra ainsi combien les chiffres qui concernent les condamnations sont loin de ceux qui se rapportent aux présomptions.

Or, de 1882 à 1887, à Marseille, les diverses conditions des personnes accusées de meurtre ou de tentative, ont été les suivantes :

1° Nombre 295

2° Nationalités.		
	Français	60
	Italiens	213
	Espagnols.........................	7
	Autres nationalités..	15
		295

3° Sexe		
	Sexe masculin....................	269
	Sexe féminin.....................	26
		295

4° Age		
	De moins de 21 ans...............	43
	De 21 à 30 ans....................	141
	De 30 à 40 ans....................	67
	De 40 à 50 ans....................	30
	De 50 à 60 ans....................	11
	De 60 ans et au-dessus..........	3
		295

5° Etat-civil		
	Célibataires	212
	Mariés	70
	Veufs	13
		295

6° Degré d'instruction		
	Complètement illettrés...........	143
	Sachant lire et écrire	148
	Instruction supérieure..	4
		295

7° Professions	Agriculture	3
	Industrie	36
	Commerce	13
	Domesticité	15
	Journaliers	153
	Professions libérales	10
	Gens sans aveu	65
		295

8° Domicile	Domicile connu	221
	Sans domicile	74
		295

D'où il ressort que sur 295 individus accusés de meurtre ou de tentative, 75 seulement ont été reconnus légalement coupables, soit un quart à peu près. Il est vrai de dire que sur ces 295 individus, un assez grand nombre, sur lesquels ne pesaient que des charges par présomption, ont été l'objet d'ordonnances de non-lieu, et, par conséquent, n'ont même pas été poursuivis.

Ce sont là des rapports proportionnels, qui nous semblent faire honneur à la sagacité en même temps qu'à la prudence de la justice !

Ici s'arrêtent les réflexions que nous avions à faire sur la troisième cause des morts violentes. Puissions-nous, par cet exposé rapide du meurtre, des circonstances qui l'accompagnent, de ses conditions numériques, avoir prémuni les uns, et, à défaut de toute autre considération, fait comprendre aux autres que l'impunité ne constitue qu'une minime exception ! Puissions-nous, en un mot, avoir atténué dans une proportion quelconque, si minime qu'elle fût, cette autre calamité de notre époque !... C'est là un résultat que nous n'osons certes point espérer directement, mais auquel, par les pages qui précèdent, nous avons du moins cherché à contribuer.

§ IV

SUICIDES, ACCIDENTS & MEURTRES

pendant l'année 1887.

Notre étude sur les morts violentes à Marseille, commencée il y a quelques mois déjà, n'a pu comprendre dans ses relevés les constatations faites pendant l'année 1887. A titre de document complémentaire, nous croyons utile, maintenant qu'ils sont au complet, de joindre les chiffres qui concernent cette dernière année à ceux qui précèdent. Ce supplément, outre l'avantage qu'il aura de mettre, pour ainsi dire, notre travail à jour, présentera encore ce côté essentiel de permettre une nouvelle comparaison entre les relevés numériques les plus récents et ceux des cinq autres années. On pourra ainsi, en pleine connaissance de cause, juger de l'exactitude plus ou moins fondée de nos commentaires.

1° SUICIDES.

Pendant l'année 1887, le nombre des suicides à Marseille s'est élevé au chiffre de 108, dont 91 du sexe masculin et 17 du sexe féminin.

1° *Suicides selon les âges :*

	Sexe masculin.	Sexe féminin.	Total.
De 15 à 20 ans	4	2	6
De 20 à 30 ans	12	6	18
De 30 à 40 ans	10	»	10
De 40 à 50 ans	14	1	15
De 50 à 60 ans	26	2	28
De 60 à 70 ans	20	4	24
De 70 à 80 ans	4	»	4
De 80 à 90 ans	1	2	3
	91	17	108

2° *Suicides selon les mois :*

	Sexe masculin.	Sexe féminin.	Total.
Janvier	9	»	9
Février	5	1	6
Mars	10	1	11
Avril	11	1	12
Mai	5	1	6
Juin	8	2	10
Juillet	13	4	17
Août	5	4	9
Septembre	7	3	10
Octobre	8	»	8
Novembre	7	»	7
Décembre	3	»	3
	91	17	108

3° *Suicides selon les moyens employés :*

	Sexe masculin.	Sexe féminin.	Total.
Pendaison	29	5	34
Asphyxie par le charbon.	22	6	28
Armes à feu	17	»	17
Chute d'un lieu élevé	13	4	17
Submersion	6	1	7
Armes tranchantes	2	»	2
Empoisonnement	1	1	2
Ecrasement par charrette.	1	»	1
	91	17	108

4° *Suicides selon l'état-civil :*

Sexe masculin ..
- Célibataires ... 29
- Mariés ... 34
- Veufs ... 10
- Divorcés ... 0
- Inconnus ... 18
- 91

Sexe féminin ...
- Filles ... 8
- Mariées ... 5
- Veuves ... 3
- Divorcées ... »
- Inconnue ... 1
- 17

5° *Suicides selon les professions* :

Journaliers	13	Report ...	75
Employés	8	Avocat	1
Marchands ambulants	6	Tourneur	1
Cordonniers	5	Pensionnaire d'hospice	1
Marins	4	Polisseuse	1
Cultivateurs	3	Militaire	1
Domestiques	3	Ex-notaire	1
Menuisiers	3	Garçon de recettes	1
Tonneliers	3	Garçon de café	1
Mécaniciens	3	Tailleur de pierres	1
Jardiniers	2	Papetier	1
Coiffeurs	2	Layetier	1
Chiffonniers	2	Receveur buraliste	1
Peintres	2	Conducteur	1
Terrassiers	2	Parfumeur	1
Représentants de comm^{ce}.	2	Tailleur d'habits	1
Retraités	2	Cocher	1
Bergers	2	Limonadier	1
Vernisseurs	2	Portefaix	1
Ménagères	2	Tapissier	1
Couturières	2	Rentier	1
Dessinateur	1	Blanchisseuse	1
Négociant	1	Professions inconnues	12
A reporter	75	TOTAL	108

2° ACCIDENTS.

Pendant l'année 1887, le nombre des morts par accidents, à Marseille, s'est élevé à 128, dont 103 du sexe masculin et 25 du sexe féminin.

1° *Accidents selon les âges* :

	Sexe masculin.	Sexe féminin.	Total.
De 0 à 5 ans	7	8	15
De 5 à 10 ans	5	1	6
De 10 à 15 ans	7	1	8
De 15 à 20 ans	7	»	7
De 20 à 30 ans	17	2	19
De 30 à 40 ans	20	3	23
De 40 à 50 ans	18	2	20
De 50 à 60 ans	12	1	13
De 60 à 70 ans	2	3	5
De 70 à 80 ans	7	4	11
De 80 à 90 ans	1	»	1
	103	25	128

2° *Accidents selon les mois :*

	Sexe masculin.	Sexe féminin.	Total.
Janvier...................	10	»	10
Février...............	11	4	15
Mars..................	8	1	9
Avril...............	5	4	9
Mai..................	3	2	5
Juin................	7	3	10
Juillet...............	22	2	24
Août.................	8	1	9
Septembre............	6	3	9
Octobre..............	9	1	10
Novembre.............	4	1	5
Décembre.............	10	3	13
	103	25	128

3° *Accidents selon l'état-civil des victimes :*

	Garçons........................	53
	Mariés........................	31
Sexe masculin ..	Veufs........................	10
	Divorcés......................	»
	Inconnus......................	9
		103

	Filles........................	13
	Mariées.......................	6
Sexe féminin ...	Veuves........................	4
	Divorcées.....................	»
	Inconnues.....................	2
		25

4° *Accidents selon les causes :*

	Sexe masculin.	Sexe féminin.	Total.
Chute d'un lieu élevé............	36	4	40
Submersion.....................	29	4	33
Brûlures.......................	9	8	17
Ecrasement par éboulement......	6	3	9
» par charrette........	5	2	7
» par chemin de fer ...	4	»	4
A reporter.....	89	21	128

	Sexe masculin.	Sexe féminin	Total.
Report......	89	21	110
Ecrasement par tramway........	3	»	3
» par omnibus........	2	1	3
» par voiture.........	»	1	1
Arme à feu	4	»	4
Empoisonnement...............	2	»	2
Contusions....................	1	1	2
Instrument contondant	1	»	1
Coup de pied de cheval	»	1	1
Etouffement...................	1	»	1
	103	25	128

5° *Accidents selon les professions* :

Journaliers.....	25	*Report*	65
Marins.................	12	Batelier	1
Chaudronniers	2	Tuilier.................	1
Charretiers	5	Tonnelier...............	1
Employés.........	2	Retraité................	1
Liquoristes.............	2	Brasseur...............	1
Menuisiers.....	–	Domestique.	1
Chauffeurs.............	2	Berger.................	1
Mécanicien	1	Cocher	1
Serrurier............ ..	1	Charpentier	1
Figurant de théâtre.....	1	Tanneur...............	1
Forgeron.:.............	1	Maçon.................	1
Militaire...............	1	Cordonnier	1
Pensionnaire d'hospice..	1	Rentier	1
Plâtrier................	1	Revendeuse.............	1
Concierge..............	1	Couturière.............	1
Maître d'hôtel..........	1	Commise de magasin....	1
Garçon de salle.........	1	Ménagère	1
Douanier	1	Professions mal détermi-	
Marchand de Journaux..	1	nées	33
Entrepreneur maçon	1	Inconnus	13
A reporter.....	65		128

3° MEURTRES.

Pendant l'année 1887, le nombre des meurtres constatés à
Marseille a été de 20.

Victimes :

Au point de vue du sexe, les victimes appartiennent, 18 au sexe masculin et 2 au sexe féminin.

1° *Meurtres selon l'âge des victimes :*

	Sexe masculin.	Sexe féminin.	Total.
De 20 à 30 ans........	10	»	10
De 30 à 40 ans	3	1	4
De 40 à 50 ans	3	1	4
De 50 à 60 ans	1	»	1
De 60 à 70 ans	1	»	1
	18	2	20

2° *Meurtres selon la nationalité des victimes :*

Français 11
Italiens. 7
Autres nationalités 2
20

3° *Meurtres selon l'état-civil des victimes :*

Sexe masculin...
Garçons....................... 10
Mariés........................ 6
Veufs......................... »
Divorcés .... »
Inconnus 2
18

Sexe féminin....
Filles........................ »
Mariées....................... 2
Veuves........................ »
Divorcées .... »
Inconnues .... »
2

4° *Meurtres par moyens employés :*

Instrument tranchant........... 17
Instrument contondant.......... 1
Arme à feu 2
20

5° *Meurtres selon les mois* :

	Sexe masculin.	Sexe féminin.	Total.
Janvier	2	»	2
Février	2	»	2
Mars	3	»	3
Avril	2	1	3
Mai	1	»	1
Juin	2	»	2
Juillet	»	»	»
Août	»	1	1
Septembre	»	»	»
Octobre	1	»	1
Novembre	4	»	4
Décembre	1	»	1
	18	2	20

6° *Meurtres selon les professions des victimes* :

Journaliers	4	Report	13
Journalière	1	Tapissier	1
Savonniers	2	Chauffeur	1
Marin	1	Maçon	1
Boulanger	1	Forgeron	1
Négociant	1	Pâtissier	1
Marchand de parapluies	1	Garçon de restaurant	1
» de volailles	1	Sans profession	1
Camionneur	1		20
A reporter	13		

Meurtriers :

Sans tenir compte des ordonnances de non-lieu, ni des condamnations, le nombre des personnes arrêtées à Marseille pendant l'année 1887, par présomption de meurtre ou tentative de meurtre, a été de 94, dont voici les conditions particulières :

1° *Sexe*	Sexe masculin	85
	Sexe féminin	9
		94

2° *Nationalité*	Français........................	19
	Italiens.	72
	Espagnols.	3
		94

3° *Age*............	De moins de 21 ans.............	13
	De 21 à 30 ans.	43
	De 30 à 40 ans.	27
	De 40 à 50 ans.	9
	De 50 à 60 ans.	2
	De 60 ans et au-dessus.........	»
		94

4° *Etat-civil*.......	Célibataires	77
	Mariés......................	14
	Veufs.........................	3
		94

5° *Degré d'instruc-tion*..........	Complètement illétrés...........	37
	Sachant lire et écrire.......	55
	Instruction supérieure........	2
		94

6° *Domicile*........	Domicile connu............. ...	68
	Sans domicile	26
		94

7° *Professions*.....	Agriculture.	3
	Industrie......................	14
	Commerce.	4
	Domesticité..............	6
	Journaliers...................	46
	Professions libérales...........	»
	Gens sans aveu..	21
		94

Tels sont les chiffres relevés à l'état-civil, qui concernent les morts violentes à Marseille pendant l'année 1887. Ainsi qu'on a pu en juger, ils sont en concordance à peu près complète avec ceux des années précédentes, et justifient, par conséquent, l'exactitude de nos observations.

§ V

CONCLUSIONS.

1° Sous le titre de *morts violentes*, sont compris les suicides, les accidents et les meurtres :

Suicides.

2° Le nombre des suicides est en progression ascendante dans tous les Etats d'Europe ; la population de Marseille ne s'est pas soustraite, dans ces dernières années, à ce mouvement ascensionnel.

3° De 1882 à 1887, le nombre des suicides dans notre ville s'est élevé à un total de 566, soit un rapport moyen de 1 suicide par an sur 3.308 habitants.

4° Ce même rapport étant pour l'ensemble de la France et pendant la même période, de 1 suicide sur 5.000 habitants, il en ressort qu'à ce point de vue, comme pour la plupart des autres causes de décès, la mortalité à Marseille est sensiblement supérieure à celle de la France.

5° Le suicide est plus fréquent en France que dans les autres pays d'Europe, sauf en Allemagne où il se produit en égale proportion, en Suisse et en Danemark en proportion plus forte.

6° Au point de vue du sexe des suicidés, on constate à Marseille, sur 100 suicides, une proportion de 79,5 pour le sexe masculin et 20,5 pour le sexe féminin. Ce même rapport est, en France, 78 pour les hommes et 22 pour les femmes, et dans l'ensemble de l'Europe 79,8 pour les hommes et 20,2 pour les femmes ; cette dernière moyenne se rapproche donc très sensiblement de celle constatée dans notre ville.

7° L'influence des âges sur le suicide est digne d'intérêt. En

mettant en parallèle le nombre des suicides de chaque période
d'âge et le nombre des individus vivants aux périodes corres-
pondantes, on constate que c'est de 60 à 65 ans que ce genre
de mort violente se produit en plus forte proportion, puis de
70 à 75, de 55 à 60, de 65 à 70, de 50 à 55, de 45 à 50, de 25
à 30, de 40 à 45 ans, etc.

8° Les âges où il existe le moins d'écart entre les suicides
masculins et féminins, sont les âges extrêmes, c'est-à-dire de
15 à 20 et de 80 à 85 ans ; ceux où il en existe le plus sont de
35 à 45, et de 65 à 75 ans. En Angleterre et dans quelques
autres pays d'Europe, les suicides masculins aux âges avancés,
contrairement à ce qui s'observe à Marseille, sont infiniment
plus nombreux que ceux du sexe féminin.

9° Pour les hommes comme pour les femmes, les conditions
d'état-civil exercent une influence incontestable sur la propension au suicide ; c'est, pour les deux sexes, dans le veuvage
que cette tendance est la plus forte, puis dans le célibat et, enfin,
dans le mariage.

10° Le nombre des suicides varie suivant les saisons et même
suivant les mois de l'année. C'est au printemps qu'ils sont le
plus fréquents, puis en été, en automne et en hiver.

11° Cette répartition des suicides à Marseille d'après les saisons, n'est pas tout à fait conforme à celle que l'on observe
dans l'ensemble de la France, où l'on constate plus de suicides
en été qu'au printemps. Il en est de même en Allemagne, en
Autriche, en Belgique, en Danemark, en Russie, en Suède et
en Suisse. En Norvége, la répartition est identique à celle de
notre ville ; en Italie, on observe aussi comme à Marseille
plus de suicides au printemps qu'en été, mais moins en
automne qu'en hiver.

12° Les jours de la semaine où les suicides se produisent en
plus grand nombre à Marseille sont le dimanche et le lundi ;
et ceux où ils sont le plus rares, le samedi et le vendredi,

mais surtout le samedi. Cette distribution hebdomadaire des suicides n'est point particulière à notre ville ; elle correspond exactement à ce qui a été observé en France et dans les autres pays, où des recherches ont été faites à ce point de vue.

13° Les modes de suicides le plus fréquemment employés ne sont pas les mêmes pour les deux sexes ; les hommes ont plus souvent recours à la strangulation, et les femmes à l'asphyxie par le charbon.

13° D'une manière générale la strangulation, qui est un moyen de suicide fort peu en usage jusqu'à 25 ans, s'emploie de plus en plus au fur et à mesure qu'on avance en âge ; l'empoisonnement est surtout fréquent de 20 à 30 ans ; quant aux suicides par submersion, par armes à feu, armes tranchantes, par chutes d'un lieu élevé et asphyxie par le charbon, ils se produisent en proportions à peu près égales à tous les âges

14° Les professions exercent une moindre action sur le nombre des suicides que la condition sociale elle-même des individus. A cet égard, l'ensemble de la population doit être divisé en deux catégories bien distinctes : celle des classes éle-vées et celle des classes inférieures : chez les premières, la tendance au suicide est à peu près nulle ; chez les secondes, elle est particulièrement accentuée.

15° A Marseille, comme en France et à l'étranger, le nombre des suicides augmente tous les jours d'une manière alarmante ; il en est de même des cas d'aliénation mentale. D'où l'on peut tirer cette déduction que le suicide et la folie marchent parallèlement dans nos sociétés modernes.

Accidents :

16° Le nombre des accidents à Marseille, pendant la période des cinq dernières années, a été proportionnellement plus élevé qu'en France. En effet, tandis qu'on a constaté dans notre ville une moyenne de 33 accidents par an et par

100.000 habitants, cette même moyenne n'a été que de 28 pour l'ensemble de la France.

17° Au point de vue des sexes, le rapport proportionnel des décès par accidents à Marseille est de 81,96 0/0 pour les hommes et de 18,04 pour les femmes. Ici, cette proportion est mathématiquement conforme à celle de l'ensemble de la France, qui est en chiffres ronds 82 0/0 pour les hommes et 18 0/0 pour les femmes.

18° Si le nombre des accidents à Marseille ne varie pas d'une manière très sensible d'une année à l'autre, il présente cependant quelques oscillations assez manifestes, qu'il faut rapporter, croyons-nous, et au mouvement de la main d'œuvre et aux sinistres collectifs.

19° En comparant le nombre des accidents produits à chaque âge avec le nombre des individus vivants à chacun de ces âges, il ressort que les chances de mort par accident vont en augmentant de la naissance jusqu'à 80 ans. Les principales causes de cette progression croissante, sont : les dangers particuliers à l'enfance, puis les accidents professionnels jusqu'à 60 ans et, au dessus de cet âge, les risques inhérents à la vieillesse.

20° Examinés mieux en détail, les âges auxquels les accidents seraient proportionnellement les plus nombreux seraient de 60 à 65 et de 55 à 60 ans ; ceux où ils le seraient le moins de 10 à 15 et de 20 à 25 ans.

21° Les chutes d'un lieu élevé et la submersion sont de beaucoup les causes de mort par accident les plus fréquentes à Marseille ; viennent ensuite les brûlures et les écrasements par charrette, etc. En France, les genres d'accidents auxquels succombent le plus souvent les victimes, sont : la submersion (35 fois sur 100), puis les chutes d'un lieu élevé, les écrasements, etc. D'où il résulte que la submersion est beaucoup moins fréquente dans notre ville, malgré le voisinage de la mer, que dans le reste de la France, puisqu'elle n'est chez nous que de 24 sur 100.

22° Etudiée au point de vue professionnel, la mortalité par accidents de cette nature représente presque la moitié de la totalité des décès par accidents.

23° D'après nos évaluations personnelles, on compte à Marseille, en moyenne et par an, 1 sinistre de mort par accident professionnel sur 870 ouvriers, ou, à un autre point de vue, 1 sinistre de mort sur 217.133 journées de travail professionnel, soit sur 870.000 francs environ de main d'œuvre.

Meurtres :

24° De même que les suicides, les meurtres suivent chaque année à Marseille une progression ascendante si manifeste qu'en quatre ans, de 1882 à 1886, leur nombre a plus que quadruplé.

25° La moyenne annuelle des meurtres commis dans notre ville, (assassinats, meurtres proprement dits, empoisonnements et parricides), est de 21, soit une proportion cinq fois plus élevée que dans l'ensemble de la France.

26° Sur les 107 meurtres constatés à Marseille de 1882 à 1887, on a compté 96 victimes du sexe masculin et 11 du sexe feminin ; 89 avaient de 20 à 45 ans, 5 de 5 à 20 ans et 13 de 45 à 70 ans ; 70 étaient célibataires, 28 en état de mariage et 9 en état de veuvage.

27° Les 107 meurtres se sont accomplis : 35 au printemps, 25 en été, 24 en automne et 23 en hiver ; les instruments contondants et surtout tranchants, avec les armes à feu, ont été les modes ordinaires de perpétration des meurtres.

28° Si le chiffre de 107 représente le nombre des meurtres commis à Marseille de 1882 à 1887, celui de 75 représente le nombre des individus condamnés contradictoirement ou par contumace durant la même période.

29° Les infanticides formant pour ainsi dire une catégorie

de meurtres à part, qui se rattachent plus particulièrement à la mortalité de l'enfance et que nous n'avons pas cru devoir comprendre dans cette nomenclature, aucune femme ne figure sur ce nombre des 75 meurtriers reconnus coupables et condamnés.

30° Au point de vue de leur nationalité, les 75 meurtriers se décomposent ainsi : Français 8, Anglais 2, Autrichiens 2, Espagnols 2, Italiens 58, Suisse 1, Turcs 2.

31° L'âge de ces criminels était : 15 de moins de 21 ans, 43 de 21 à 30, 13 de 30 à 40, 3 de 40 à 50, et 1 de 60 ans ; leur état-civil : 69 célibataires, 5 mariés, 1 veuf ; leur degré d'instruction : 24 complètement illétrés, 51 sachant lire et écrire, aucun n'avait une instruction supérieure ; leur profession : 3 agriculteurs, 1 industriel, 9 commerçants, 2 domestiques, 56 ouvriers journaliers, et 4 gens sans aveu ; leur domicile : 30 avaient un domicile connu, et 45 étaient vagabonds.

32° C'est sur un total de 295 individus accusés de meurtre ou de tentative, que 75 ont été reconnus légalement coupables et condamnés.

33° Les relevés de l'état-civil et de la justice, concernant les suicides, les accidents et les meurtres à Marseille pendant l'année 1887, n'infirment en rien les conclusions précédentes.

34° Si, eu égard à la préservation des décès par accidents, nous ne pouvons que recommander les plus grandes précautions de prudence dans toutes les circonstances de la vie, il n'en est pas de même pour les suicides et les meurtres. A ce sujet, il ne nous semble point déplacé d'émettre ici le vœu qu'à côté de l'instruction obligatoire proprement dite, prenne rang désormais une solide instruction morale ; nous la voudrions même développée au plus haut degré possible. Là est le véritable avenir de notre société, non seulement au point de vue de la diminution des suicides et des meurtres, mais plus encore au point de vue du progrès social !

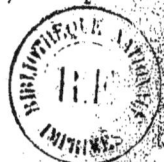

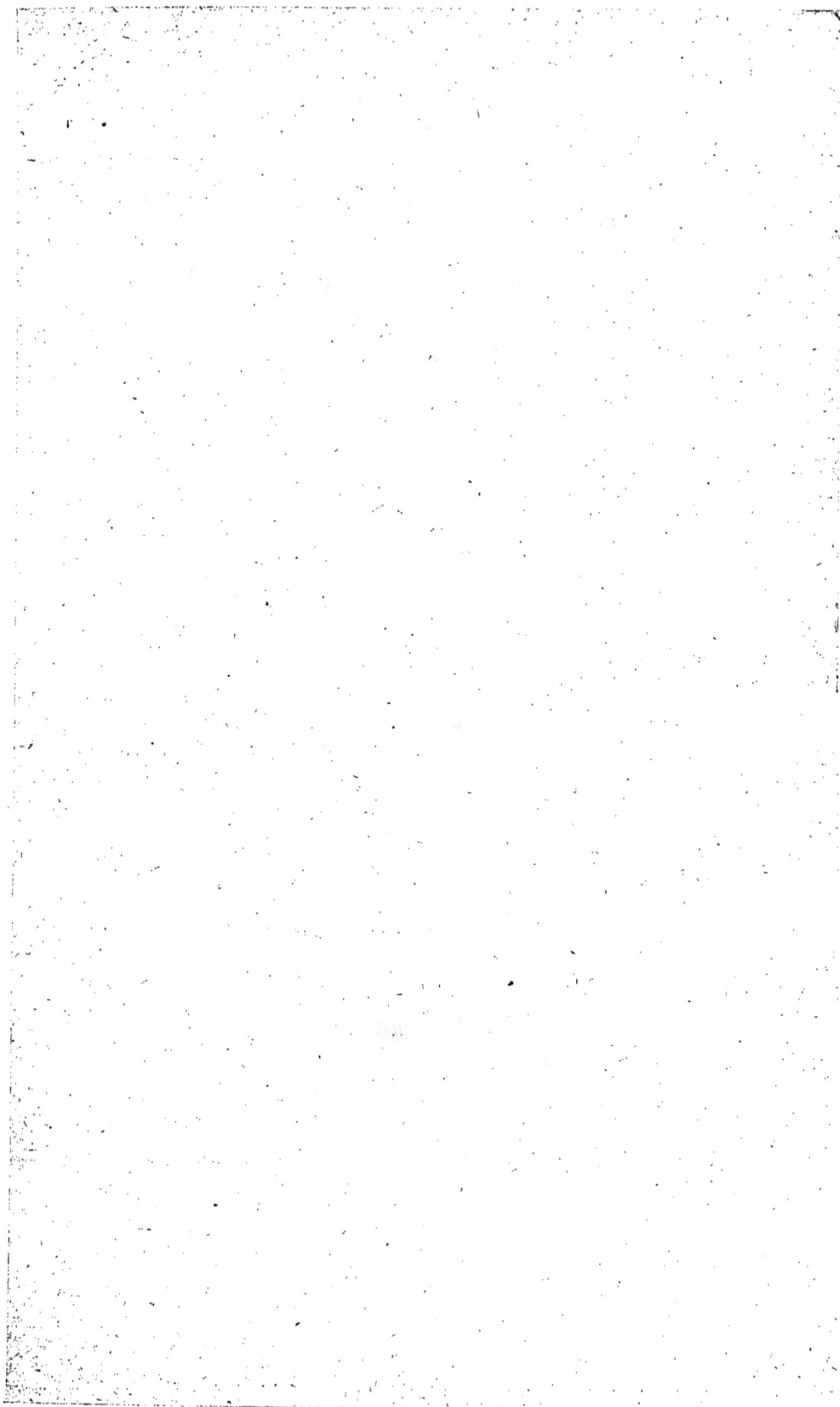

DU MÊME AUTEUR

Essai sur l'hérédité de la Syphilis. — Brochure in-8°, — Paris, 1867. — A. Delahaye.

De la perforation syphilitique du voile du palais et de son traitement. — Brochure in-8°. — Marseille, 1872.

La Syphilis dans ses rapports avec le Mariage, par le Dr E. Langlebert. — Etude bibliographique, Brochure in-8°. — Marseille, 1873.

Recherches sur la non-inoculabilité syphilitique des sécrétions. — Brochure in-8°. — Paris, 1878. G. Masson.

Rétif de la Bretonne et son œuvre. — Etude philosophique. — Brochure in-12. — Gay et Doucé, 1879. — Bruxelles.

La Syphilis et les Assurances sur la vie. — Volume in-8°, 1re et 2me éditions. — Paris, 1882. G. Masson.

La Prostitution à Marseille. — Histoire, administration et police, hygiène. — Volume in-8°. — Paris, 1882. E. Dentu.

Prophylaxie et traitement du choléra. — Brochure in-8°. — Paris, 1884. G. Masson.

Du fonctionnement des bureaux de secours municipaux pendant l'épidémie cholérique de Marseille, 1885. — Brochure in-8°. — Paris, 1885. G. Masson.

La mortalité de l'enfance à Marseille. — Brochure in-8°. — Paris, 1887. G. Masson.

La Syphilis et la Prostitution dans leurs rapports avec l'hygiène, la morale et la loi. — Un fort volume in-8°. — Ouvrage couronné par l'Académie de Médecine, Prix Vernois, 1887. — 2me édition. — Paris, 1888. G. Masson.

La Question des Vidanges à Marseille. — Brochure in-8°. — Paris, 1888. G. Masson.

En préparation :

Le mouvement comparé de la population, à Marseille, en France et à l'étranger.

Marseille. — Typ. et Lith. Barlatier-Feissat, rue Venture, 49.

www.ingramcontent.com/pod-product-compliance
Lightning Source LLC
Chambersburg PA
CBHW050611210326
41521CB00008B/1210